APPROPRIATE MONITORING AND

精神科
身体
MANAGEMENT STRATEGIES FOR PHYSICAL
モニタ
リング
HEALTH IN PEOPLE WITH MENTAL ILLNESS
塾

著
古郡 規雄
弘前大学大学院医学研究科
神経精神医学講座

株式会社 **新興医学出版社**

Appropriate Monitoring and
Management Strategies for Physical Health
in People with Mental Illness

Norio Furukori, MD, PhD

© First edition, 2018 published by
SHINKOH IGAKU SHUPPAN CO. LTD., TOKYO.
Printed & bound in Japan

はじめに

　精神科医は「こころ」を診るのは得意であるが,「からだ」を診るのは苦手である.からだのことは専門以外なので診ないし,興味もない.かつてはこのことを誇りにしている精神科医が多かったように思う.尊敬できる先輩たちは卓越した精神科診断能力を備えていたが,一方で基本的な身体疾患の見落としも多かったといわざるを得ない.心理的解釈を行うだけで身体的問題を放置する場面をよく見かけた.精神疾患の診断を下すには身体疾患の除外が前提となるのだが,果たして身体疾患の除外診断能力が精神科医にどの程度身についているのであろうか.

　精神科医はほかの診療科に患者を紹介するのを嫌がる傾向にあった.身体疾患に苦手意識があり,他科に紹介すると,「なんでこんな基本的疾患を見逃しているのか,こんな簡単な処置もできないのか」と馬鹿にされるかもしれないと思い,尻込みしてしまうのではないか.私が医師になって2年目で単科精神科病院に勤務していたころ,肺炎を疑い他院の内科医に相談した際に「肺炎くらい治せますよね」といわれ突き放された.そこから基本的な身体疾患は診療・治療できるように独学で勉強した.私が医学生の臨床実習で内科・外科を回っていたころは,アブレーションという言葉もなかったし,外傷はイソジン®で消毒していた.現在,幸いなことに私は,医学生や若い研修医と接する機会が多いため,最新の医学情報は彼らから入ってくる.一方,単科精神科病院に長年勤めていると医学の急速な進歩から取り残され,知識や技術が時代遅れになっている可能性がある.さらに,精神疾患で遭遇する身体的問題には偏りがある.たとえば,麻痺性イレウス,けいれん発作,パーキンソン症状などは精神科診療でよく見かけるが,感染性胃腸炎や狭心症などは日常診療では見かけない.これらの疾患は精神科診療で見かける頻度が少ないため,除外診断を行う意識や最新情報を取り入れる意識が低下していると考えられる.

初期臨床研修医制度が始まると，精神科といえども基本的な身体管理ができることが求められるようになった．医師として患者から求められる最低限の技量が高くなったのかもしれない．さらに近年，精神疾患の診療上の問題点が精神面より身体面に移行している．それは，精神疾患患者の平均余命が明らかに短く，適切な医療を受けていないことに注目が集まっているからである．これまで目前で入院患者が突然死して助けられず悔しい思いをしたことが幾度となくあった．今にして思えば急性心筋梗塞か致死性不整脈，あるいは肺血栓塞栓症であったと思われる．残念ながら多彩な精神症状に目を奪われ，そういう視点で患者を診てこなかったことを今日では猛省している．

精神科患者さんのいのちと健康を守るために，われわれができることは何か？

　本書では著者のこれまでの失敗例を含めた臨床経験と臨床研究で得られた知見を惜しみなく紹介している．身体的副作用をどのようにモニタリングしていけばよいかの指南書として若手精神科医に活用していただきたい．精神科医や精神疾患患者に携わる医療スタッフが，すべての副作用に意識を向けながら診療することで，当事者のQOLが向上し，幸福につながらんことを祈念して本書を執筆した．

2018年5月

　　　　　　　　　　　　　　　　　　　　　　　　古郡規雄

目 次

1章 特殊な病態を持つ患者への薬物療法　9

- ① 小児 ……………………………………………… 10
- ② 高齢者 …………………………………………… 13
- ③ 肝機能障害 ……………………………………… 15
- ④ 腎機能障害 ……………………………………… 18

2章 抗精神病薬　21

- ① 薬剤性パーキンソニズムス …………………… 24
- ② アカシジア ……………………………………… 26
- ③ ジストニア ……………………………………… 28
- ④ ジスキネジア …………………………………… 30
- ⑤ 悪性症候群 ……………………………………… 32
- ⑥ 高プロラクチン血症 …………………………… 36
- ⑦ 性機能障害 ……………………………………… 38
- ⑧ 体重増加 ………………………………………… 40
- ⑨ 糖尿病 …………………………………………… 42
- ⑩ 脂質異常 ………………………………………… 48
- ⑪ 肺炎 ……………………………………………… 50
- ⑫ 心血管性副作用（QT延長症候群を含む）…… 52
- ⑬ 深部静脈血栓症 ………………………………… 54
- ⑭ 過鎮静 …………………………………………… 56
- ⑮ 低血圧 …………………………………………… 58
- ⑯ 低ナトリウム血症 ……………………………… 60
- ⑰ クロザピン関連 ………………………………… 62

3章 情動安定薬　67

- ① 甲状腺機能低下症 ……………………………… 70
- ② 肝機能障害 ……………………………………… 72
- ③ 腎機能障害 ……………………………………… 74

- ④ 体重増加 ………………………………… 76
- ⑤ 発疹 ……………………………………… 78
- ⑥ 薬物血中濃度上昇 ……………………… 80

4章 抗うつ薬　91

- ① 胃腸障害 ………………………………… 94
- ② 不眠 ……………………………………… 96
- ③ 抗コリン作用 …………………………… 98
- ④ セロトニン症候群 ……………………… 100
- ⑤ 性機能障害 ……………………………… 104
- ⑥ 出血傾向 ………………………………… 106
- ⑦ 心血管系 ………………………………… 108
- ⑧ 過鎮静 …………………………………… 110
- ⑨ 起立性低血圧 …………………………… 112
- ⑩ 低ナトリウム血症 ……………………… 114
- ⑪ 中断症候群 ……………………………… 116

5章 抗不安薬　121

- ① 脱抑制 …………………………………… 124
- ② 依存症 …………………………………… 126
- ③ 離脱性けいれん ………………………… 128

付録 妊娠中の向精神薬治療　131

- ① 抗精神病薬 ……………………………… 134
- ② 情動安定薬 ……………………………… 137
- ③ 抗うつ薬 ………………………………… 143
- ④ 抗不安薬 ………………………………… 144
- ⑤ 薬剤危険度評価 ………………………… 146

利益相反情報

これまでに著者はアステラス製薬株式会社，日本イーライリリー株式会社，エーザイ株式会社，大塚製薬株式会社，グラクソ・スミスクライン株式会社，興和創薬株式会社，サノフィ・アベンティス株式会社，MSD株式会社，武田薬品工業株式会社，大日本住友製薬株式会社，ファイザー株式会社，Meiji Seikaファルマ株式会社，持田製薬株式会社，ヤンセンファーマ株式会社，吉富薬品株式会社から寄付金あるいは講演料をもらっている．

ご注意

- 本書に記載されている薬剤の処方に際しては，必ず添付文書をご参照のうえ，読者ご自身で十分な注意を払われますようお願いいたします．
- 本書は，作成時点で入手可能な最新の情報を基にまとめ，正確を期するよう，著者および出版社は最善の努力を払っています．しかし，今後のエビデンスの蓄積により，記載内容が変更となる可能性がございます．また，保険適用の有無についても今後変更される可能性がございます．
- 実際の診療は，個々の医師の裁量権に基づいて行われるべきものであり，本書を遵守しても過失責任を免れることはできません．また，本書の内容は医療訴訟の根拠となるものではございません．

1章

特殊な病態を持つ患者への薬物療法

●特殊な病態を持つ患者への薬物療法

1 小児

薬物治療が本当に必要なのかを十分吟味して使用する．

原則 1

> 症状を治療ターゲットにする．

➡小児に診断をつけるのは難しいため，症状が治療ターゲットとなる．できれば薬物以外の治療方法を優先する．十分な心理教育を行う．

原則 2

> 安全性が確認されている薬剤は少ない．

➡小児に対する薬物治療の現況や，適応外であることを十分に説明する．

原則 3

> 少量から開始し，緩徐に増量する．
> 効果は4週間後に判断する．

➡4週間使用して効果がない場合，中止かスイッチを考える．効果がなければ長期には使用しない．

原 則

> 治療初期は，効果と副作用を毎週外来でチェックする．

➡最初の4週間は，毎週効果と副作用の確認を行うため通院をしてもらう．

原 則

> さまざまな薬物に成人より敏感である．

➡抗精神病薬の副作用である，鎮静，錐体外路症状，高プロラクチン血症，体重増加が成人より出やすい．鎮静は投与初期に出現するが，錐体外路症状や体重増加は一定の時間が経過した後に出現する．

原 則

> 抗うつ薬では，自殺関連事象に注意する．

➡小児への抗うつ薬投与は，成人より自殺関連事象リスクが高い．なお，自殺関連事象は投与初期に出現する．

原 則

7

> ベンゾジアゼピン受容体作動薬では脱抑制に注意する．

➡脱抑制は投与初期に出現する．

原 則

8 メチルフェニデートを投与する際は，初期の副作用のほか，数年後の成長遅延にも注意する．

➡ 不眠，食欲低下，血圧上昇は投与初期に出現するが，成長遅延は数年後に発覚する．

原 則

9 成人の最小維持量から開始する．

➡ なかには，体重により投与量を変更する必要のある薬剤もあるので注意する．5歳以上になると代謝が早く，血中濃度が上がりにくい．

EPISODE

児童・思春期の診療は難しい．医師4年目のころ，グロテスクな幻覚妄想状態を呈する中学生を診察した．強く統合失調症を疑ったが，親が抗精神病薬の治療に強く反対したため，少量の抗不安薬を投与していた．半年後，幻覚妄想状態は消失し，「私ここで治療している場合じゃない，学校が忙しい」といわれ，まったくその通りだと思い治療を終結した．この症例を経験してから，児童・思春期の患者には簡単に診断し治療しないよう，特に注意している．

●特殊な病態を持つ患者への薬物療法

2 高齢者

高齢者の薬物治療は複雑な要因が絡み合うため，より慎重な投与が必要である（図）．アドヒアランスの確認も必要である．

原則

1 多剤併用に注意する．

➡高齢者は身体疾患薬を服用していることが多く，薬物相互作用が生じやすい．
➡どの薬をいつから服用しているのか，十分な情報を集める．75歳以上，6剤以上で薬物有害反応が起こりやすい．

原則

2 効果が出るまで時間がかかり，薬が抜けにくくなる．

➡高齢になると消化管運動が遅延して吸収も遅くなる．また脂肪が増え，体内水分量が減り，アルブミンが減るなど，さまざまな要因により作用時間が延びる．

原則

3 高齢であっても代謝はあまり変わらないことに注意する．

➡80歳を超えると肝代謝酵素の活性が落ちてくるCYP分子種もある．

原 則

腎排泄の遅延に注意する．

➡ 年齢とともに腎機能は低下する．腎排泄性の薬物を服用することが多い75歳ごろから臨床的に意味のある差が出る．

原 則

薬剤に敏感な反応に注意する．

➡ 高齢者はベンゾジアゼピン受容体作動薬には特に敏感である．血圧低下による転倒に注意する．投与初期や増量直後は特に注意が必要である．

脂肪が
増える
⬆35%

血漿量が
減る
⬇8%

体内水分量が
減る
⬇17%

細胞外液が
減る
⬇40%

▢ 20歳台　■ 65〜80歳台

図　加齢による体組成の変化

(Shi S, Klotz U：Age-related changes in pharmacokinetics. Curr Drug Metab 12：601-610, 2011 より引用)

●特殊な病態を持つ患者への薬物療法

肝機能障害

健康な肝臓は処理能力に余裕があるため,多少の肝機能障害では薬物治療に影響を与えることはない.しかし,中等度以上の肝硬変では低アルブミン血症や肝腎症候群などを合併している可能性が高く,すべての薬物で慎重投与が必要である.

原則

薬剤数を少なくする.

→ 予備能が低下しているため,代謝酵素を取り合う薬物相互作用が起こる環境を避ける.肝硬変の重症度は表を参照する.

原則

低用量から開始する.

→ 通常の半量から開始する.

表 肝硬変の重症度(Child-Pugh分類)

	1点	2点	3点
脳症	なし	軽度	ときどき昏睡
腹水	なし	少量	中等量
血清ビリルビン (mg/dL)	2.0未満	2.0〜3.0	3.0超
血清アルブミン (g/dL)	3.5超	2.8〜3.5	2.8未満
プロトロンビン活性 (%)	70超	40〜70	40未満

A(軽症):5〜6点,B(中等症):7〜9点,C(重症):10〜15点
(中野眞汎 編:薬物代謝からみた肝・腎・心疾患患者への医薬品投与時の注意.医薬ジャーナル社,大阪,pp33-44,2001)

原則

肝代謝薬は慎重に投与する.

→ 向精神薬はほとんどが肝代謝薬である. 例外はパリペリドン, リチウム, ミルナシプラン, スルピリド.
→ 多彩な肝代謝経路を持つ薬剤を選択する. 抱合能は比較的最後まで保たれる.

原則

定期的に肝機能検査を行う.

→ 薬剤誘発性肝障害はすべての薬剤で起こる可能性がある.
→ クロザピン, クロルプロマジン, バルプロ酸は頻度が高い.

原則

治療前の血液検査で, ベースライン値を知っておく.

→ 他科のデータや定期健康診断のコピーを活用するとよい.

原則

一過性の肝機能検査値上昇に注意する.

→ 基準値上限の3倍値が長期間持続する場合は, 投与を中止する.

肝機能障害がある場合の推奨薬物

- **抗精神病薬**
  ハロペリドール，スルピリド
- **情動安定薬**
  リチウム
- **抗うつ薬**
  イミプラミン，パロキセチン，シタロプラム
- **抗不安薬・睡眠薬**
  ロラゼパム，オキサゼパム，テマゼパム，ゾピクロン

特殊な病態

ADVICE

　肝硬変であっても，ある程度の薬物代謝酵素は合成している．肝硬変は薬物治療ができない指標ではなく，軽度の肝硬変と終末期の肝硬変では大きく様相が異なる．脂肪肝やアルコール性の軽度肝機能障害は精神科患者によくみられるが，ほとんどその影響を考慮に入れなくてよいケースが多い．一方，重症肝硬変での薬物動態のデータは皆無である．腹水や低アルブミン血症などのため薬物動態が予測できないことがあるので，慎重に薬物投与を行う．

●特殊な病態を持つ患者への薬物療法

4 腎機能障害

多くの薬物が肝で代謝を受けるからといって，薬物が腎機能障害に影響を与えないわけではない．活性代謝物が腎排泄である薬物も多いため，腎機能障害者の薬物治療は慎重に臨床反応を見極め，投与量を調整する必要がある．

原 則

1 高齢者は基本的に腎機能障害者として対応する．

→ 男性：eGFR（mL/分/1.73 m^2）＝194×Cr$^{-1.094}$×年齢$^{-0.287}$
女性：eGFR（mL/分/1.73 m^2）＝194×Cr$^{-1.094}$×年齢$^{-0.287}$×0.739

原 則

2 薬剤数を少なくする．

→ 腎機能障害者は多くの薬剤を処方されていることが多い．

原 則

3 定期的に薬物血中濃度を測定する．

→ 正常腎機能者の薬物血中濃度を参照とする（ハロペリドール，リチウム，抗てんかん薬など）．

原 則

血液透析による薬剤排除の予測は困難である．

➡ 脂溶性，吸着剤など多種多様であるため，個別性が強い．

原 則

QT 間隔延長のリスクのある薬物を避ける．

➡ QT 間隔延長のリスクのある薬物にクロルプロマジン，ハロペリドール，レボメプロマジン，クエチアピンが挙げられる．
➡ 腎機能障害者は電解質異常が生じやすいため QT 間隔が変動しやすい．
➡ 心電図モニタリングを頻回に行う．

原 則

体重を頻回にモニタリングする．

➡ 体重増加は腎不全の予兆であることが多い．
➡ 体重が 7% 増えたら血液検査を行う．

腎機能障害がある場合の推奨薬物

- **抗精神病薬**
  アリピプラゾールの投与が推奨される．スルピリド，リスペリドン，パリペリドンはできるだけ避ける．
- **情動安定薬**
  リチウムは腎毒性があるため避ける．
- **抗うつ薬**
  シタロプラム，セルトラリン，フルボキサミンの投与が推奨される．ミルタザピンは注意が必要．
- **抗不安薬・睡眠薬**
  ロラゼパム，ゾピクロンの投与が推奨される．

添付文書通りの薬物治療の問題点

　添付文書には初期投与量や維持量が記載されている．原則は添付文書に従うべきであるが，それですべての患者に良い治療が提供できるとは限らない．どんな薬剤でもいえることだが，同一投与量であっても人により血中濃度に大きな差が生じる．俗な言い方をすれば患者はそれぞれ体質が異なる．さらに同じ病名であっても病態や病勢も微妙に異なる．同じ物質を同量投与して，同じ効果を期待するほうがおかしいといえる．副作用が出ていれば減量し，効果不十分なら増量するといった患者の個性に合わせた調整をすることが臨床医の仕事である．ざっくりとした言い方であるが，添付文書の初期投与量や維持量は6割の人のための指標である．事前に何の情報もなければ，添付文書に従うと成功する確率が高くなるだけのことである．ほかの薬物で少量であっても，以前にパーキンソン性の副作用が出た患者なら，きわめて少量から慎重に増量するべきである．反対に，体質として血中濃度が上がってこない患者もおり，相当の高用量が必要な場合もある．用法用量とは製薬会社が治験を行ったプロトコルで有効性や安全性を確認できている範囲の情報であって，目の前の患者への有効性・安全性を担保するものではない．「○○ mgを超えないこと」と書かれていても，それは安全性が確認されていないだけであって，有害性を確認しているわけではない．

　また，添付文書における薬物相互作用の情報はきわめて不十分である．不十分なだけでなく，間違っている情報も入っているため現場に混乱を招いている．薬物相互作用の可能性がある薬物がいくつか載っているが，実証されていないことも多い．一方，データが世の中に出ている（論文で公表されている）のに添付文書に載せない場合も多い．さらに，実臨床では2剤だけでなく，3剤以上併用されていることが多い．そうなると，予測不可能な薬物相互作用が体内で起こっていると考えるべきである．

　一方，添付文書に記載されている肝硬変や腎機能障害，高齢者の薬物動態のデータは重要である．臨床研究として肝硬変や腎機能障害，高齢者の薬物動態試験を行うことは困難であるため，承認時の添付文書のデータしか情報が存在しない薬物が多い．完全なデータではないが，添付文書データから目の前にいる患者の薬物動態を想像して薬物投与を進めていく．そのためには精神科医であっても薬物動態学の基礎知識の習得が重要である．

2 章

抗精神病薬

●抗精神病薬

表 副作用の相対比較簡易ガイド

	錐体外路症状	抗コリン作用
アリピプラゾール	±	−
アセナピン	±	−
オランザピン	±	+
クエチアピン	−	+
クロザピン	−	+++
クロルプロマジン	++	++
パリペリドン	+	+
ハロペリドール	+++	+
ピモジド	+	+
フルフェナジン	+++	++
ブロナンセリン	+	+
ペロスピロン	+	+
リスペリドン	+	+
レボメプロマジン	++	++

原 則

単剤使用が原則.併用は避ける.

➡併用により有効性が高まることはない.また,併用は思わぬ副作用が出現する.

原 則

有効性に差はない.

➡全体的な改善について,クロザピン以外の薬剤に差はない.

高プロラクチン	体重増加	糖尿病	鎮静	低血圧
−	±	−	−	−
±	+	±	+	−
+	+++	+++	++	+
−	++	++	++	++
−	+++	+++	+++	+++
+++	++	++	+++	+++
+++	++	+	+	++
+++	+	±	+	+
+++	+	−	+	+
+++	+	+	+	+
+	+	+	+	+
++	+	+	+	+
+++	++	+	+	++
+++	++	++	+++	+++

(Taylor D, 他 著, 内田裕之 監訳：モーズレイ処方ガイドライン第12版日本語翻訳版. Wiley-JAPAN, 東京, p45, 2016より改変)

原則

副作用は薬剤により大きく異なる．

➡ 患者の好みに合わせた薬剤を選択することにより，アドヒアランスを高める．

原則

用量は患者特性や，症状により変更する．

➡ 有効性，副作用は用量依存性のあるものとないものがある．

●抗精神病薬

1 薬剤性パーキンソニズムス

主症状	振戦，筋強剛，動作緩慢，流涎[1]
ハイリスク	：第1世代抗精神病薬，一部の第2世代抗精神病薬[1] ：高齢女性[1]
疫学	原因薬物の開始，もしくは増量が契機となる[1]
出現時期	数日〜数週間以内[1]
診察・診断	陰性症状や抑うつ症状と間違われやすい[2]
予防	第2世代抗精神病薬を使用する[1]． 第1世代抗精神病薬を使用する場合は少量投与にする[1]． 抗パーキンソン薬を併用する[1]
注意	抗がん薬などによる広範な脳障害では，筋強剛と無動が出現し，回復不良である[1]

モニタリング方法

- リバプール大学神経遮断薬副作用スケール（Liverpool university neuroleptic side-effect rating scale：LUNSERS）などで評価する．
- 本邦では薬原性錐体外路症状評価尺度（drug induced extrapyramidal symptoms scale：DIEPSS）が汎用され始めている．

正常値

- LUNSERS：6点以下
- DIEPSS：各項目1点以下

対処法

- 抗コリン薬の追加投与も有効であるが，認知機能を悪化させるため，できるだけ使用しない．
- 低リスク薬にスイッチする．被疑薬を減量する．

ADVICE

　副作用であるパーキンソン症状と統合失調症の陰性症状はほとんど区別できない．鑑別に困ったときは慎重に薬物を減量するしかない．第1世代抗精神病薬を単独で使用したとき，90％以上の症例で薬剤性パーキンソニズムスが出現し，その重症度は陰性症状と強い相関を示した[2]．

●抗精神病薬

2 アカシジア

主症状	静座不能．常に足を組み替える．足踏みをする．常に歩き回る[3]
ハイリスク	💊：第1世代抗精神病薬の投与開始後・増量後（低力価より高力価のほうが起こりやすい）．抗パーキンソン病薬の減量後・中止後[3]
疫学	午前と比較し午後に多い[3]
出現時期	通常は4週間経過したあたり．アリピプラゾール投与中のみ投与初期から[3]
診察・診断	一見精神症状の悪化にみえる[3]
予防	第2世代抗精神病薬を使用する[3,4]．第1世代抗精神病薬を使用する場合は少量投与にする[3,4]．抗パーキンソン薬を併用する[3,4]
注意	自殺や他害のリスクが増える[3]

モニタリング方法

- 主観的苦痛が手がかりとなる．不安・焦燥，むずむず脚症候群との鑑別に留意する．
- 薬原性錐体外路症状評価尺度（DIEPSS）で評価する．

正常値

- DIEPSS：1点以下

対処法

- β 遮断薬，抗ヒスタミン薬，ベンゾジアゼピン系薬のいずれかを投与する．もしくは，低リスク薬へのスイッチが有効である．
- アリピプラゾールの投与中であれば，アリピプラゾールを増量すると軽減する．
- 抗コリン薬の追加投与と被疑薬の減量はあまり効果がない．

ADVICE

アカシジアは抗精神病薬だけでなく，ドパミン D_2 遮断薬ならどんな薬でも起こり得る副作用である．スルピリドやドンペリドンなどが原因薬となる．アカシジアは落ち着きがなくなり歩き回ることが多いので精神症状の悪化に見え，逆に原因薬を増量するという間違いをしがちである．私は，①午後に症状が強くなる，②被疑薬を使用して4週ごろに出現していれば，アカシジアの可能性が高いと考え，気をつけている．

●抗精神病薬

3 ジストニア

主症状	眼球上転，斜頸，舌の突出，嚥下困難．それぞれ強い痛みを伴う[4]
ハイリスク	💊：高力価薬[4]
疫　学	若年男性に多い[4,5]．午後に多い[5]
出現時期	ほとんどは初投与後，数日以内[4,5]．遅発性ジストニアがまれに認められる
診察・診断	体幹・頸部に生じる筋の収縮・強直を確認する．二次的な不安を伴うことが多い[4]
予　防	第2世代抗精神病薬を使用する[4]．第1世代抗精神病薬を使用する場合は少量投与にする[4]．抗パーキンソン薬を併用する[4]
注　意	初投与後，数日以内に起こることが多いため，アドヒアランスを低下させる理由となる[4]

モニタリング方法

- 薬原性錐体外路症状評価尺度（DIEPSS）で評価する．

正常値

- DIEPSS：1点以下

対処法

- 急患の場合，抗コリン薬（ビペリデン）の筋肉内投与が著効するが，抗コリン薬（ビペリデン）の筋肉内投与は依存性が強いので乱用しない．
- 基本的に遅発性ジストニアの治療法はないが，電気けいれん療法は部分的に効果がある．また，ボツリヌス毒素投与が有効なときもある[6]．

EPISODE

遅発性ジストニアが出てしまったときは治療に難渋する．あまりの苦痛に自殺企図をされたことがある．幸い，この症例ではゾピクロン（適応外であるが）が著効したため，なんとか持ちこたえてもらっている．出さないことが1番である．

●抗精神病薬

4 ジスキネジア

主症状	唇を鳴らし，口をもぐもぐさせる．舞踏病様の動き[4, 7]
ハイリスク	💊：長期投与[4, 7] 👤：気分障害の患者．高齢女性[4, 7]
疫　学	1年に5％の患者が発症する．遅発性ジスキネジアは高齢者に多い．半数は可逆的だが，遅発性では不可逆的である[4, 7]
出現時期	数ヵ月～数年後[4, 7]
診察・診断	手の動きに注意を向けさせると増悪し，診断のヒントになる[4, 7]
予　防	第2世代抗精神病薬を使用する[4, 7]． 第1世代抗精神病薬を使用する場合は少量投与にする[4, 7]． 抗パーキンソン薬を併用する[4, 7]
注　意	嚥下障害や構語障害が合併していることもある．抗コリン薬の投与や抗精神病薬の減量でジスキネジアの症状が増悪することがある[4, 7]

モニタリング方法

- 特徴的な臨床検査所見はない.
- 薬原性錐体外路症状評価尺度（DIEPSS）で評価する.

正常値

- DIEPSS：1点以下

対処法

- 抗コリン薬の中止, 低リスク薬へのスイッチが有効である. 無効な場合は電気けいれん療法が部分的に効果がある[6]．
- ベンゾジアゼピン系薬, β遮断薬, ビタミンEなどが使用されるが, 効果は確立していない.

ADVICE

ジスキネジアを出せば, 精神科薬物治療は失敗と考える. 患者は本症状を隠すことが多い. ガムを噛んだり, 舌打ちをしている患者は要注意であるため口の中を調べよう. この際, 意識をほかにそらすと症状が出現することが多い. 私は, 口を開けながら親指を残りの指にくっつける動きを繰り返ししてもらっている. 特に, 最近ではうつ病患者に抗精神病薬を併用することが多いが, うつ病ではジスキネジアが発生しやすいことを忘れてはならない.

●抗精神病薬

5 悪性症候群

主症状	高熱,自律神経症状(発汗を含む),筋強剛,意識障害(錯乱を含む)[4, 8]
ハイリスク	💊:抗精神病薬の初回使用,中断後の再開[4, 8]
疫　学	第2世代抗精神病薬が主流となり,悪性症候群の頻度は減ってきた.ドパミン遮断状態が背景にある[4, 8]
出現時期	投与後,増量後,数日〜数週間.抗コリン薬の中止後.抗精神病薬以外ではスルピリドやドンペリドン投与後[4, 8]
診察・診断	診断基準は表1,2のとおりである
予　防	第2世代抗精神病薬を使用する[9]. 第1世代抗精神病薬を使用する場合は少量投与にする[9]. 抗パーキンソン薬を併用する[9]
注　意	致死的な副作用であるため,見逃してはならない.すべての症状がそろわなくても不全型悪性症候群として早めの対処が必要である[9]

表1 Levensonらの悪性症候群診断基準

以下の大症状の3項目を満たす,または大症状の2項目+小症状の4項目を満たせば確定診断
大症状 1. 発熱 2. 筋強剛 3. 血清CPKの上昇
小症状 1. 頻脈 2. 血圧の異常 3. 頻呼吸 4. 意識変容 5. 発汗過多 6. 白血球増多

(厚生労働省:重篤副作用疾患別対応マニュアル 悪性症候群, 2008[8])より引用)

表2 Popeらの悪性症候群診断基準

以下のうち3項目を満たせば確定診断
1. 発熱(ほかの原因がなく,37.5℃以上)
2. 錐体外路症状(下記症状のうち2つ以上)
①鉛管様筋強剛　②歯車現象　③流涎 ④眼球上転　⑤後屈性斜頸　⑥反弓緊張 ⑦咬痙　⑧嚥下障害　⑨舞踏病様運動 ⑩ジスキネジア　⑪加速歩行　⑫屈曲伸展姿勢
3. 自律神経機能不全(下記症状のうち2つ以上)
①血圧上昇(通常より拡張期血圧が20 mmHg以上上昇) ②頻脈(通常より脈拍が30回/分以上増加) ③頻呼吸(25回/分以上) ④発汗過多 ⑤尿失禁
上記3項目がそろわない場合,上記2項目と以下の1項目以上が存在すればNMSの可能性が強い(probable NMS)
1. 意識障害
2. 白血球増加
3. 血清CPKの上昇

*NMS (Neuroleptic Malignant:悪性症候群)
(厚生労働省:重篤副作用疾患別対応マニュアル 悪性症候群, 2008[8])より引用)

モニタリング方法

- 採血で発熱の原因を検索する.
- CPKは筋強剛に付随的なマーカーである.ほかの症状がなく,CPK高値のみは横紋筋融解症である.
- バイタル(体温,血圧,意識状態)は連日,電解質,CPKは頻回にモニタリングする.

正常値

- CPK:男性(57~197 IU/L),女性(32~180 IU/L)

対処法

- ドパミン遮断薬の即時中止,補液.脱水管理が生命予後を決める[9].
- 軽快後,抗精神病薬を再開する際には,できるだけ休薬期間を長めに取り,低用量からゆっくり漸増する.さらに,ドパミン遮断作用の弱い薬を選択し,持効性注射剤と高力価薬は避け,慎重に行う[9].

EPISODE

悪性症候群ではないが,抗精神病薬を使用していないのに同じ病態に遭遇したことがある.ベースの疾患は神経症性障害で抗精神病薬の使用歴はない.症状は発熱,全身の筋強剛と発汗,意識障害である.いわゆる致死性カタトニアという病態であった.補液とダントロレンと大量のベンゾジアゼピン系薬を使用したが改善せず,最終的には電気けいれん療法を要した.

診断基準を満たさない悪性症候群

　精神科薬物治療でもっとも重篤な副作用は悪性症候群である．第2世代抗精神病薬が中心となった今の時代には，それほど悪性症候群になることはないかもしれない．それは，薬物そのものが改善されたことと，啓発が行き届き，発熱が出たとき念のため薬物を止める習慣が身についているからかもしれない．

　私の忘れられない失敗を紹介する．私が医師になり2年目，単科の精神科病院に勤務していたとき，統合失調症の患者に抗精神病薬を投与していた．発熱，発汗が生じ始めたが，まだ悪性症候群の基準を満たしていなかった．中途半端な知識があったため，「まだ悪性症候群ではない」と抗精神病薬による薬物治療をやや強引に押し進めた．2週間後に意識障害が出現したため，診断基準を満たし，抗精神病薬を中止し，身体治療を本格的に始めた．しかしながら，時すでに遅しで，誤嚥性肺炎で亡くなってしまった．教科書通りやったつもりだが，臨床はそんなに甘くない．高齢で予備能が少ないことをもっと考慮するべきだったのではないかと思う．この後，この教訓を生かし，いくつかの基準を満たしたときには悪性症候群準備状態として薬物療法を中止するようにしている．また，電気けいれん療法に治療を切り替えるようにしている．

　一方，採血によるCPKの臨床的意義は少ないと考える．筋強剛の結果としてCPKが上昇するため筋強剛を正確にモニタリングすればよい．一方，横紋筋融解症が起こった場合，CPKは上昇するが，そのほかの悪性症候群の症状は認められない．CPKを過信すると横紋筋融解症を悪性症候群と誤診する可能性が出てくる．個人的な経験からCPKが10,000 IU/Lを超えた場合は横紋筋融解症，悪性症候群ではCPKは3,000～4,000 IU/Lが多い．

　不思議なことに悪性症候群になった患者は精神状態が安定することが臨床的に知られている．1930年代には発熱療法やインスリンショック療法など身体的にきわめて厳しい状況を作り出し回復後に精神症状が軽快することから，悪性症候群罹患中にも脳内で同じことが起こっているのかもしれない．

　どのタイミングで抗精神病薬を再投与すればよいのかというコンセンサスはない．精神的に不穏になり始めるタイミングでドパミン遮断作用の弱い薬を少量から投与するというのが現実的であろう．

抗精神病薬

●抗精神病薬

6 高プロラクチン血症

主症状	無症状の場合が多い．稀発月経，乳汁漏出がもっとも確認しやすい[4]
ハイリスク	：ドパミンの遮断（ドパミンはプロラクチン阻害因子）[4]
疫　学	女性はプロラクチン反応が出やすい[10]
出現時期	投与開始直後から[4]
診察・診断	プロラクチン値を測定する
予　防	非定型抗精神病薬を単剤で，精神症状をコントロール可能な最低量で用いる．ただし，リスクが高い薬剤*もあるため，注意が必要である[4, 11]
注　意	服薬前に採血した場合，プロラクチン値は低く出るため，服薬と採血のタイミングに注意する[12]

モニタリング方法

- プロラクチン値が男性で 30 ng/mL 以上，女性で 50 ng/mL 以上が持続する場合，臨床症状を確認する．性機能障害などの臨床症状が出現していない場合は，経過観察する．臨床症状が出現している場合，治療するかどうかを患者と相談する．

正常値

- プロラクチン値：男性（5 ng/mL 以上，15 ng/mL 以下），女性（5 ng/mL 以上，25 ng/mL 以下）

対処法

- 低リスク薬にスイッチする．
- ドパミンアゴニストを追加投与する選択肢もあるが，精神症状の悪化に注意する．
- アリピプラゾールの少量の追加投与が有効である（6 mg 以上使用しても効果は同じ）．

*リスペリドン，パリペリドンは高プロラクチン血症のリスクが高い．反対にアリピプラゾールは低プロラクチン血症のリスクが高い[13]．

EPISODE

出産希望の夫婦にとって高プロラクチン血症による不妊は深刻である．15年前，統合失調症の女性患者に対しプロラクチン値を下げれば妊娠できると産婦人科からいわれ，ハロペリドールからリスペリドンにスイッチして薬物調整したことがある．その結果，却ってプロラクチン値が増加して，夫に罵声を浴びせられたことを思い出す．このときから私のプロラクチン研究が始まった．

●抗精神病薬

7 性機能障害

主症状	性欲低下．勃起障害．射精障害[4)]
ハイリスク	👤：低プロラクチン血症．陰性症状 [4)]
疫 学	軽症も含めるなら60%の患者が性機能障害を自覚している．薬剤性以外にも多くの原因があるが，抗精神病薬によるものが多い[4)]
出現時期	投与開始直後から
診察・診断	患者が自発的に性機能障害を訴えることはないため，聞きにくいときは，副作用質問紙のなかにそれとなく含める
予 防	低プロラクチン血症を改善する
注 意	患者のQOLを低下させ，アドヒアランス不良の原因となる

モニタリング方法

- 高プロラクチン血症に準じる.

正常値

- プロラクチン値：男性 (5 ng/mL 以上, 15 ng/mL 以下), 女性 (5 ng/mL 以上, 25 ng/mL 以下)*

対処法

- 低リスク薬にスイッチする. アリピプラゾールへのスイッチで性欲亢進する場合もある.

*ただし, 性ホルモン値と性機能障害は相関しないという報告がある[14]).

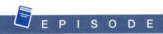

EPISODE

　日本人の患者から性機能障害を聞き取るのは難しい. 特に異性患者からは相当難しい. 深刻な問題であるのにもかかわらず, 日本ではこの話題はタブーとなっている. 私の同僚の男性医師が性機能調査の一環で若い女性に性機能を聞き, 患者の親から病院にクレームが入ったこともある. 定期的に行う包括的な副作用質問紙を作り, 性機能障害の項目を入れるしかないと考える.

●抗精神病薬

8 体重増加

主症状	食欲増加
ハイリスク	💊：鎮静系抗精神病薬[4] 👤：統合失調症患者[4]
疫学	統合失調症患者は健常人に比べ2.8〜4.4倍肥満になる．リスクの強さは薬物により異なるが，ほぼすべての抗精神病薬で起こる[15, 16]
出現時期	投与開始直後から
診察・診断	7％増を臨床的に意味のある体重増加と定義する
予防	非鎮静系抗精神病薬を使用する
注意	体重増加はインスリン抵抗性を増し，メタボリックシンドローム，心筋梗塞のリスクを高めるため，生命予後に強く影響を及ぼす

モニタリング方法

- 体重のモニタリングは定期的に行う．投与開始時から数ヵ月間は頻回の体重測定を行う．
- 自宅で体重を測定するよう指導する．

正常値

- Body mass index（BMI）：18.5 kg/m^{2}以上，25 kg/m^{2}未満

対処法

- 運動と栄養管理が有効である．栄養士による栄養管理は特に効果的である．
- 低リスク薬へのスイッチは有効であるが，減量のみでは無効である．

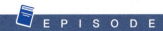

EPISODE

　体重増加は，急速に太る場合とゆっくり太っていく場合がある．後者は自覚がまったくないことが多い．若年男性は「いのちの危険」に対して身近に感じることができず，ダイエットにモチベーションが湧かない．異常値を示しても関心がない様子である．親にも危険性を説明しているのだが「先生のいっていることはわかりますが，いってもきかないのです」．どのように患者に健康意識を持たせるのかが，今後の私の臨床課題と痛感している．

●抗精神病薬

9 糖尿病

主症状	初期は無症状．口渇．多飲．多尿．体重減少[4)
ハイリスク	👤：統合失調症や双極性障害患者．親・兄弟が糖尿病[4)
疫　学	統合失調症や双極性障害患者は一般人口に比較し，2型糖尿病が2倍多い．これらの疾患の約10%が糖尿病に罹患している[4, 15)
出現時期	不明
診察・診断	既往歴，家族歴の聴取は必須項目である．糖尿病罹患者の場合，糖尿病内科に通院中か，服用薬物，HbA1c値，合併症などを確認しておく
予　防	体重増加を起こしにくい薬剤を使用する．適度に運動する
注　意	重篤な急性合併症に，糖尿病性ケトアシドーシスと高血糖高浸透圧症候群，低血糖症がある．どれも気付かなければ死亡につながる疾患である[17)

モニタリング方法

- 外来での空腹時血糖値検査は難しいため,処方前に血糖値検査を行う.空腹時血糖より随時血糖,できればHbA1c値を測定する(表).
- 処方変更がない場合でも最低年1回の血糖値検査を行う.処方変更した場合,頻回に血糖値検査を行う(頻度はリスクにより異なる).
- 経口ブドウ糖負荷試験(oral glucose tolerance test:OGTT)はもっとも感度の高い検査である.OGTTのほうが情報量は多い[18].

正常値

- 空腹時血糖値:70~110 mg/dL
- 75 g OGTT 負荷前血糖値:110 mg/dL 未満
- 75 g OGTT 負荷後2時間血糖値:140 mg/dL 未満

対処法

- 血糖値が上昇傾向の場合,低リスク薬にスイッチする[4].
- 糖尿病の診断基準を満たした場合,専門医に紹介する.

EPISODE

私の場合,徐々に血糖値が上昇し診断基準を超えた場合はできるだけ自分で食事療法と運動療法を指導する.それでも上昇傾向が止まらない場合は糖尿病内科医に依頼する.受診後,薬物を使用していないのになぜか血糖値が低下している.さすが専門家である.

最近は糖尿病の新薬が続々と出て治療が進歩しているため,早めに専門医にお願いしたほうがよさそうである.

表 投与開始前および治療中の血糖値・HbA1c測定結果とその対応

	正常型(プロトコール A)	境界型(プロトコール B)	糖尿病・糖尿病を強く疑う(プロトコール C)
空腹時血糖値	110 mg/dL未満	110〜125 mg/dL	126 mg/dL 以上
随時血糖値	140 mg/dL未満	140〜179 mg/dL	180 mg/dL 以上
HbA1c	6.0%(NGSP)未満 [5.6%(JDS)]未満	6.0〜6.4%(NGSP) [5.6〜6.0%(JDS)]	6.5%(NGSP)以上 [6.1%(JDS)以上]

プロトコール A

プロトコールAに従い治療する.
服薬継続中に「境界型」「糖尿病・糖尿病を強く疑う」と判断された場合は, 各々プロトコールB, プロトコールCに移行する.
臨床症状に変動があった場合や感染などを契機に急激に血糖値が変動した場合には, 糖尿病内科に相談する.

プロトコール B

プロトコールBに従い, 検査を継続し, 慎重に投与を継続する.
服薬継続中に「糖尿病・糖尿病を強く疑う」と判断された場合は, プロトコールCに移行する.
本人・家族への注意喚起, 栄養士と連携し食事指導, 運動療法を行う.
臨床症状に変動があった場合や感染などを契機に急激に血糖値が変動した場合には, 糖尿病内科に相談する.

プロトコール C

糖尿病内科医に相談し, 服薬継続の安全性が確認された上で, プロトコールCに従い, 検査を継続し慎重に服薬の継続を行う.
服薬中も, 適宜糖尿病内科医に服薬継続の可否について相談する.
本人・家族への注意喚起, 栄養士と連携し食事指導, 運動療法を行う.
プロトコールCの検査間隔をB, Aの検査間隔に変更する場合は, 糖尿病内科医の指示のもとに行う.
最終的に, 服薬を継続するか, 中止するかは, リスクとベネフィットを総合的に勘案して, 精神科医と糖尿病内科医の合議のもと決定する.

プロトコールA：投与開始前及び「正常型」でのモニタリング法

	投与開始前	2週後	4週後	8週後	12週後	3ヵ月以降は6ヵ月毎 リスクファクターありの場合は3ヵ月毎
糖尿病の存在もしくは既往歴	○					
糖尿病の家族歴	○					
糖尿病危険因子 （既往歴含む） 肥満 高血圧 脂質異常症	○					
体重	○	○	○	○	○	○
空腹時血糖	○	○			○	(○)
HbA1c	○				○	○
臨床症状*	○	○	○	○	○	○
血圧（収縮期 <140 mmHg, 拡張期 <90 mmHg）	○	○			○	○
空腹時血清脂質 （LDL-C<140 mg/dL, HDL-C≧40 mg/dL, 中性脂肪<150 mg/dL）	○	○			○	○

（ ）内は正常値
＊口渇，多飲，多尿，頻尿，過食，ソフトドリンク摂取

抗精神病薬

プロトコールB:「境界型」でのモニタリング法

	投与開始前	2週後	4週後	8週後	12週後	12週以降
体重	○	○	○	○	○	受診毎
空腹時血糖	○	○	○	○	○	4週間毎
HbA1c	○		○	○	○	4週間毎
臨床症状*	○	○	○	○	○	受診毎
血圧(収縮期<140 mmHg, 拡張期<90 mmHg)	○	○			○	3ヵ月毎
空腹時血清脂質(LDL-C<140 mg/dL, HDL-C≧40 mg/dL, 中性脂肪<150 mg/dL)	○	○			○	3ヵ月毎

プロトコールC:「糖尿病・糖尿病を強く疑う」でのモニタリング法

	投与開始前	2週後	4週後	8週後	12週後	12週以降
体重	○	○	○	○	○	受診毎
空腹時血糖	○	○	○	○	○	4週間毎
HbA1c	○		○	○	○	4週間毎
臨床症状*	○	○	○	○	○	受診毎
血圧(収縮期<140 mmHg, 拡張期<90 mmHg)	○	○			○	3ヵ月毎
空腹時血清脂質(LDL-C<140 mg/dL, HDL-C≧40 mg/dL, 中性脂肪<150 mg/dL)	○	○			○	3ヵ月毎

( )内は正常値
*口渇,多飲,多尿,頻尿,過食,ソフトドリンク摂取
(日本精神神経学会 向精神薬の副作用診断・治療対応マニュアルタスクフォース:向精神薬の副作用モニタリング・対応マニュアル)

糖尿病患者に抗精神病薬は使いにくい

ほとんどの抗精神病薬が糖尿病患者に使用禁忌か使用注意となっている．使用禁忌薬は別として，実際には使わないわけにもいかないので，どのように管理し，悪化させないのかが重要になってくる．糖尿病になった場合，SU剤やインスリン製剤を使用するのは精神科医にとって困難であるため，専門家（内科）に任せた方が安全である．問題はどのタイミングで誰に紹介すればよいのか判断しにくいことである．

統合失調症患者は服薬前の初回エピソードから糖尿病になっている頻度が高いことが知られており，統合失調症そのものが糖尿病のリスクといえる．さらに，抗精神病薬は食欲亢進作用があり，体重を増加させる．加えて，陰性症状や認知機能障害，薬物の鎮静効果により運動習慣が減少する．つまり，統合失調症患者の抗精神病薬服用は，糖尿病になるリスクがきわめて高いことになる．糖尿病になった患者を糖尿病内科に紹介すると，疾病教育と栄養指導の処方箋が出て，栄養士による栄養指導が始まる．私の受け持っている患者ではこれだけで結構体重が下がり血糖値も低下する．私もできる限り，体重や栄養指導をしたつもりなのだが効果はなかった．やはり餅は餅屋に任せるに限る．一方，一般内科で糖尿病を治療している患者に対して，たまに採血すると血糖 300〜400 mg/dL で HbA1c が 10〜11％くらいあり，血糖コントロールがきわめて悪いこともある．同じ内科医でも糖尿病を得意とする医師と苦手とする医師がいるようだ．

珍しいケースだが，体重増加はなくても糖尿病性ケトアシドーシスになった症例を経験した．定期的に採血による血糖モニタリングをして，早期発見早期介入を行うことが重要であると痛感した．

介入に関しては，BMI 25 前後の統合失調症患者を無作為に割り付け，体重減少効果を見た研究を行った．医師の体重指導では1年後に体重低下は認めず，栄養士の栄養指導が有意に体重を低下させた（Sugawara et al.：J Psychiatr Res, 2018）．体重を一時的に減らしてもリバウンドすることが多く，却って血糖コントロールを悪くする．したがって，介入の強度はほどほどにして，長く持続できる方法を探る必要がある．

●抗精神病薬

10 脂質異常

主症状	基本的に無症状．放置すると心筋梗塞，狭心症，脳梗塞，閉塞性動脈硬化症の症状が出現する
ハイリスク	：親・兄弟が高脂血症
疫学	動脈硬化性疾患の危険因子として重要であり，高血圧，糖尿病（耐糖能異常），喫煙などほかの危険因子の検索・治療も必要である[15]
出現時期	不明
診察・診断	心疾患の既往歴，家族歴の聴収は必須項目である
予防	生活習慣の改善により，肥満症を是正する
注意	糖尿病，虚血性心疾患の既往を有する例ではリスクがきわめて高くなるので，早めに薬物療法を開始する

モニタリング方法

- 処方前に脂質検査，中性脂肪，HDL と LDL コレステロール値を測定する．食事により中性脂肪の値は変化するため，原則は絶食時に採血する．
- モニタリングは投与開始3ヵ月後に施行し，その後は1年に1回をすべての患者に施行するべきである．脂肪肝もモニタリングするため，肝機能検査も一緒に行う．

正常値

- TG：50〜150 mg/dL
- T-cho：130〜220 mg/dL
- HDL-C：40〜65 mg/dL
- LDL-C：60〜140 mg/dL
- AST：11〜33 IU/L
- ALT：6〜43 IU/L
- γ-GTP：(成人男性) 10〜50 IU/L，(成人女性) 9〜32 IU/L

対処法

- 低リスク薬にスイッチする．
- 食事療法と運動療法を行い，それが無効なら薬物治療を行う[4]．

EPISODE

日本の場合，採血の際には血糖値，肝腎機能に加え，脂質プロファイルも同時に取ることが多いため，採血さえすればデータを取ることは容易である．肝機能・腎機能・血糖値は正常であるのに，中性脂肪と HDL コレステロールだけが異常値を示す症例が結構多い．遅れがちになっているが，薬物治療開始のタイミングは難しい．体重と同じく，この状態が20年続けば心筋梗塞や脳卒中になるという感覚なので，緊迫感が湧かないのである．

●抗精神病薬

11 肺炎

主症状	発熱,咳嗽,喀痰,呼吸困難,胸痛[4, 19]
ハイリスク	💊:非定型抗精神病薬(クロザピンがもっともリスクが高い)[4, 19] 👤:高齢者[4, 19]
疫学	精神疾患の重症度にかかわらず,高齢者では肺炎のリスクが高まる.抗精神病薬は用量依存性に肺炎のリスクが高くなる.特に誤嚥性肺炎のリスクが高い[4, 19]
出現時期	投与開始後,あるいは増量後[4, 19]
診察・診断	身体症状に加えて,胸部X線あるいはCT上,新たに浸潤影の出現を確認する
予防	非薬物療法が重要である[*1, 4, 19]. 喫煙者では禁煙が必須である[*2, 4, 19]. 睡眠薬,鎮静薬の投与は最低限にする[4, 19]. 予防に有効な薬物療法を行う[*3, 4, 19]
注意	呼吸数増加やSpO_2低下などの所見を見逃さないようにする.また,高齢者では,食欲低下,失禁,日常の活動性低下など,典型的な呼吸器症状以外にも注意する[4, 19]

モニタリング方法

- 胸部 X 線検査, 体温, 末梢血白血球数, CRP の測定を行う.

正常値

- 体温 (腋窩):(成人) 36.2〜37.6℃, (65歳以上) 35.6〜37.4℃
- 白血球数 (静脈血):4,000〜8,000/μL
- CRP:(成人) 0.3 mg/dL 以下

対処法

- 抗菌薬投与前には必ず尿中抗原検査やグラム染色, 培養など, 病原微生物を同定するための検査を提出し, できる限り原因菌の推定および検索を行う.

*1 非薬物療法には, 嚥下訓練, 口腔ケア, 食物の工夫, 栄養状態の改善などがある. そのほか, 胃瘻造設術なども行われているが, 不顕性誤嚥や胃食道逆流は防止できないため, 手術単独で誤嚥性肺炎を防止することはできない.
*2 喫煙は誤嚥を起こしやすく, 肺炎の発症頻度を増加させる.
*3 薬物療法としては脳梗塞の再発予防薬 (抗血小板薬) や誤嚥を改善する ACE 阻害薬, アマンタジン, 漢方薬 (半夏厚朴湯など) などがある.

● 抗精神病薬

12 心血管性副作用（QT延長症候群を含む）

主症状	眼前暗黒感，失神など．時に突然死の原因となる[4, 19]
ハイリスク	💊：ハロペリドール（特に静脈内投与中），ピモジド，抗菌薬（特にマクロライドとキノロン系）[4, 19] 👤：高齢，女性，低K血症，徐脈[4, 19]
疫学	薬剤性QT延長症候群は投与量依存性であり，使用薬剤数にも依存する[20]
出現時期	薬剤性QT延長症候群は過量投与時，薬物相互作用時[20]
診察・診断	不整脈が原因と疑われる失神を起こし，繰り返し記録される心電図でQT延長を認める
予防	電解質異常を見逃さない．特に低Kは迅速な是正が必要である．ほか，誘引を除去する
注意	突然死の原因となる致死性不整脈・トルサデポアン（torsade de pointes）の背景となる

モニタリング方法

- QT延長の検索だけでなく，心筋梗塞や肺梗塞など心電図検査の情報量は多い．すべての患者に心電図モニタリングは必要であるが，施設によってできない場合は内科診療所と連携をとる．
- 抗精神病薬を服用している患者では必ずQTc間隔を測定する．QTはHRで補正し，Bazett法よりFridericia法が正確である．

正常値

- QTc間隔：正常は0.36秒以上，0.44秒未満．あるいは抗精神病薬投与前後で0.02秒以内の延長を認める．

対処法

- 正常範囲を超えるだけで致死性不整脈が増えるわけではないが，0.50秒以上だと不整脈を起こすため投与を中止する．

EPISODE

心電図は取ったらできるだけ早く確認を．抗精神病薬を服用した患者が入院し，同日午前中に心電図を取ったのだが，午後に地震になり病院が停電し，電子カルテ上心電図を確認できなくなった．3日後，患者が不幸にも突然死に至ったのだが，後日入院時の検査でQT時間が0.540秒であったことがわかった．

抗精神病薬を服用中に心電図の異常を見つけたら内科医へのコンサルトを基本としたい．

● 抗精神病薬

13 深部静脈血栓症

主症状	急激な片側下肢（まれに上肢）の腫脹，疼痛，しびれ，発赤，熱感
ハイリスク	👤：精神病性昏迷．身体拘束．悪性症候群．肥満．妊娠．高齢者
疫学	血栓の一部がはがれて肺に飛び，肺動脈血栓塞栓症を同時に発症することがある
出現時期	肺動脈血栓塞栓症は動きだした直後
診察・診断	突然発症し，前兆となるような症状はほとんどない場合が多い
予防	弾性ストッキングが有効である
注意	肺動脈血栓塞栓症は突然死の原因と考えられる

モニタリング方法

- 血清 D-ダイマーと FDP, さらに静脈エコーが有効である. CT 検査も確定診断に有効である. D-ダイマーと FDP が高値であるときは, すでに血栓が生じている. ハイリスク患者には毎年モニタリングを行う[21, 22)].

正常値

- D-ダイマーの正常値は年齢で補正するほうが特異度が高くなる.
- 血清 D-ダイマー（LPIA 法）: $1.0\,\mu g/mL$ 以下
- FDP（total-FDP）: $10\,\mu g/mL$ 未満

対処法

- 血栓部位関連の専門医に相談し, 抗血栓療法を行う.
- 抗血栓療法は, 抗血小板療法（アスピリン, チクロピジン, シロスタゾール, ベラプロストなど）, 抗凝固療法（標準ヘパリン, 低分子ヘパリン, ダナパロイドナトリウム, ワルファリンなど）, 線溶療法（ウロキナーゼ, t-PA など）に分類されるが, 急性期は経静脈的に投与する医薬品, 慢性期は経口的に投与する医薬品を使用することが多い.

EPISODE

患者が不穏な場合, 隔離室に入室, それでも落ち着かなければ身体拘束をする. ある程度落ち着いたら, 逆の順番で様子をみる. しかし, 身体拘束を解除し, 隔離室に入った瞬間, 胸痛を訴え, 30 分後に心肺停止になった症例を経験した. 深部静脈血栓症で肺梗塞になったのであるが, 心肺蘇生がスムーズに行われて一命をとりとめた. 精神病性昏迷を含め, 身体拘束など, 動かない状態からの動きはじめに注意が必要と肝に銘じた経験であった.

● 抗精神病薬

14 過鎮静

主症状	鎮静，傾眠，ふらつき，倦怠感など
ハイリスク	💊：抗精神病薬，抗うつ薬，抗不安薬
疫　学	第1世代と比較して，第2世代抗精神病薬は，過鎮静の発現頻度が概して低い[4, 19]
出現時期	多くは投与早期．抗不安薬では，連用中の蓄積も問題になる
診察・診断	自覚症状と他覚症状（呂律が回らない，思考の遅さなど）を確認する
予　防	非鎮静系薬剤を使用する
注　意	不必要な鎮静*は不快感を生じさせ，アドヒアランス不良につながりやすい

モニタリング方法

- 診察時に本人および介護者から聞き取りをする.

正常値

—

抗精神病薬

対処法

- 抗精神病薬の減量が有効であるが，40歳未満，発病10年未満では慎重に行う.

* 興奮症状や躁症状に対しては治療的であるため，適度な鎮静が必要な場合がある.

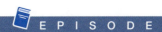

EPISODE

ひと昔前は，統合失調症の治療にはやや強めの鎮静が主流であった. 患者が苦痛を訴えてもなだめ，過鎮静を継続する風潮があった. 現在は鎮静の少ない薬物治療に変遷しつつあり，服薬アドヒアランスも向上してきた. しかし，社会復帰による，新たな対人関係ストレスのため精神症状が再燃することがある. ストレスに応じて適度に鎮静がかかったほうが良い結果を生む場合もある.

●抗精神病薬

15 低血圧

主症状	めまい，立ちくらみ，頭痛，全身倦怠感
ハイリスク	💊：低力価薬，リスペリドン，三環系抗うつ薬
疫 学	$α_1$阻害作用が血圧低下に関与している．リスペリドンに親和性が高い[4, 23]
出現時期	多くは起立のような体位変換時に生じる
診察・診断	一般的に収縮期血圧100 mmHg未満の場合を低血圧*とすることが多いが，自覚症状を伴わない場合は，治療を要する疾患としては捉えない
予 防	リスク薬を避ける．適度に運動する
注 意	急に立ち上がらない，そばのものにつかまりながらゆっくり立ち上がるなど，日常生活上の注意が必要である

モニタリング方法

- 血圧を測定する(特に収縮期,立位を含む)

正常値

- 血圧:(成人)収縮期 140 mmHg 未満,拡張期 90 mmHg 未満

対処法

- ゆっくりと立ち上がるよう指導する.
- 被疑薬の中止や減量をする.
- 弾性ストッキングを着用し,下肢への静脈貯留を軽減させる.必要十分な塩分や水分の摂取も血漿量維持のために大切である.
- それらの生活指導を行っても立ちくらみや失神などの症状が軽快しない場合には,薬物療法(交感神経刺激薬:メトリジン®,リズミック®など)を考慮する.

抗精神病薬

＊立位に伴って収縮期血圧が 20 mmHg 以上低下するか,収縮期血圧の絶対値が 90 mmHg 未満に低下,あるいは拡張期血圧の 10 mmHg 以上の低下が認められた場合,起立性低血圧と診断する.

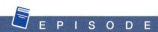

EPISODE

抗精神病薬は一般的に血圧を下げることが知られている.健常者にリスペリドンを服用してもらう研究で用量を決定するため,自分でリスペリドン 2 mg を単回で服用してみたが,重度のめまいと立ち眩みで 1 日中不快極まりなかった.20 年前に同様にゾテピン 50 mg を服用したときは,まったく記憶がなくなり辛さを感じなかったが,リスペリドンは眠気がないため却って苦しかった.

● 抗精神病薬

16 低ナトリウム血症

主症状	頭痛，嘔気，嘔吐，傾眠，けいれん*
ハイリスク	💊：口渇の副作用のある薬剤の使用
疫　学	水中毒とSIADHが原因で起こる．慢性低Na血症患者の水中毒有病率は5%，急性低Na血症患者のSIADH有病率は11%
出現時期	水中毒の好発時期はない．SIADHは投与開始2〜3週間後
診察・診断	血清Na濃度＜135 mEq/Lを低Na血症と定義する．重症の低Na血症は血清Na濃度＜120 mEq/Lと定義する
予　防	日内体重変動率を確認する．正常では体重の日内変動率は1.2%とされている
注　意	低Na補正に際しては，橋中心髄鞘崩壊の発生に十分な注意を払う

モニタリング方法

- 水中毒
  血清浸透圧，尿浸透圧は低い．血清 Na と尿量をモニタリングしながら水分制限を行う．急速な Na 補正は橋融解が起こるため注意し，画像検査で確認する．
- SIADH
  血清浸透圧は低く，尿浸透圧は高い．血清 Na をモニタリングしながら水分制限を行う．

正常値

- 血清 Na 濃度：135～145 mEq/L
- 血清浸透圧：275～290 mOsm/kgH$_2$O
- 尿浸透圧：50～1,300 mOsm/kgH$_2$O

対処法

- SIADH
  薬剤特異性が高いため，他剤に変更すると軽快する．トルバプタンあるいはリチウムを追加投与すると軽快する可能性がある．

*低 Na の程度により症状はさまざまである．一般に慢性的な低 Na では臨床症状は出現しにくいが，急激に生じた低 Na では症状が出現しやすい．

ADVICE

統合失調症患者さんが救急に意識障害で運ばれてきたら，まず水中毒を疑い，電解質検査をするようにしている．電解質異常がなければ，大量服薬を疑う．低 Na 血症の場合はまず，入院させましょう．

●抗精神病薬

17 クロザピン関連

主症状	主症状は表のとおりである
ハイリスク	：好中球減少症，てんかん，心疾患，糖尿病の既往歴
疫　学	クロザピンは D_4 受容体を抑制し，幻覚，妄想，興奮を抑える．また，5-HT_2 受容体を遮断し，無感情，意欲低下，自閉を改善する[*, 24]
出現時期	投与開始後早期
診察・診断	発熱，嘔気，流涎，便秘などの症状がないか確認する
予　防	投与開始から最初の26週間は，血液検査を週1回行う
注　意	クロザピンは治療抵抗性統合失調症に適応のある唯一の抗精神病薬である．効果はきわめて優れているが，特殊な副作用などモニタリングが重要となる

表 クロザピンの一般的な副作用

副作用	発現時期	対応
発熱	最初の3週間	解熱剤投与とクロザピンの増量を緩徐に行う,心筋炎を鑑別する
低血圧	最初の4週間	ゆっくり起立,クロザピンの増量を緩徐に行う
高血圧	最初の4週間	頻回に血圧測定,クロザピンの増量を緩徐に行う
頻脈	最初の4週間	通常は良性,心筋炎を鑑別する
嘔気	最初の6週間	吐き気止めの投与
鎮静	最初の数ヵ月	朝の用量を減量する
流涎	最初の数ヵ月	ヒヨスチン300 μg,ピレンゼピン1,000〜2,000 mg/日
白血球減少症	最初の18週間	クロザピン中止
体重増加	最初の1年間	食事指導
便秘	時期は関係なし	高食物繊維食,膨張性下剤または刺激性下剤の投与
けいれん	時期は関係なし	用量・血中濃度依存性のため,クロザピンの減量か抗てんかん薬の追加
夜間尿失禁	時期は関係なし	就寝前の飲水を控える
胃食道逆流症	時期は関係なし	プロトンポンプ阻害薬の投与

(Taylor D, 他 著, 内田裕之 監訳:モーズレイ処方ガイドライン第12版日本語翻訳版. Wiley-JAPAN, 東京, 2016[25]より改変)

＊一般的な抗精神病薬がターゲットとするドーパミン(D_2)受容体に対してではなく,ドーパミン(D_4)受容体に親和性が高く,これを抑制することで,ドーパミンの機能亢進による陽性症状(幻覚,妄想,興奮)を抑える.また,セロトニン2($5-HT_2$)受容体を遮断することで,ドーパミン神経系の働きがよくなり,陰性症状(無感情,意欲低下,自閉)を改善する.

モニタリング方法

- 心筋炎のモニタリング手順
  ①ベースライン：脈拍, 体温, 呼吸数, CRP, トロポニン, 心エコー検査（可能であれば）
  ②毎日：脈拍, 体温, 呼吸数
  ③2～4週目：CRP, トロポニン
  ④CRPが10 mg/dLを超え, トロポニンが基準値上限の2倍以上：クロザピン中止, 心エコー検査を繰り返す
  ⑤発熱, 頻脈, CRP, トロポニン上昇：CRPとトロポニンを連日測定
- 好中球減少と血糖値のモニタリング手順
  クロザリル適正使用委員会のCPMS運用手順に従い, 18週までは入院管理で採血を行う.

正常値

- 白血球数（好中球数）：4,000（2,000）/μL以上.
- 血糖値：(空腹時)110 mg/dL未満, (随時)140 mg/dL未満.
- HbA1c（NGSP法）：6.0%以下.
- 心筋トロポニンT（ECLIA法）：0.10 ng/mL以下.

対処法

- 心筋炎：状態を十分観察し, 安静時の持続性頻脈, 動悸, 不整脈, 胸痛や心不全の症状または徴候（原因不明の疲労, 呼吸困難, 頻呼吸など）がみられた場合には循環器内科医と相談し, 投与中止など適切な処置を行う.
- 感染症または感染の徴候（発熱, 咽頭痛などの感冒様症状）：速やかに医師に連絡するよう注意を促す. また, 感染症の症状または徴候を認めた場合には, ただちに血液検査を行う.
- 好中球減少症：白血球数が3,000/mm^3未満または好中球数が1,500/mm^3未満を示した場合は, ただちに本剤の投与を中止したうえで血液内科医に連絡し, 正常値に回復するまで血液検査を毎日行う. 少なくとも回復後4週間までは血液検査を週1回以上行うとともに感染の徴候（発熱, 咽頭痛などの感冒様症状など）を注意深く観察し, 感染予防をするなど適切な処置を行う.

文献

1) 厚生労働省：重篤副作用疾患別対応マニュアル　薬剤性パーキンソニズム，2006
2) Yasui-Furukori N, Kondo T, Ishida M, et al.：The characteristics of side-effects of bromperidol in schizophrenic patients. Psychiatry Clin Neurosci **56**：103-106, 2002
3) 厚生労働省：重篤副作用疾患別対応マニュアル　アカシジア，2010
4) 樋口輝彦，市川宏伸，神庭重信 編：今日の精神疾患治療指針　第2版．医学書院，東京，2016
5) Kondo T, Otani K, Tokinaga N, et al.：Characteristics and risk factors of acute dystonia in schizophrenic patients treated with nemonapride, a selective dopamine antagonist. J Clin Psychopharmacol **19**：45-50, 1999
6) Yasui-Furukori N, Kikuchi A, Katagai H, et al.：The effects of electroconvulsive therapy on tardive dystonia or dyskinesia induced by psychotropic medication：a retrospective study. Neuropsychiatr Dis Treat **10**：1209-1212, 2014
7) 厚生労働省：重篤副作用疾患別対応マニュアル　ジスキネジア，2009
8) 厚生労働省：重篤副作用疾患別対応マニュアル　悪性症候群，2008
9) Katus LE, Frucht SJ：Management of Serotonin Syndrome and Neuroleptic Malignant Syndrome. Curr Treat Options Neurol **18**：39, 2016
10) Yasui-Furukori N, Saito M, Nakagami T, et al.：Gender-specific prolactin response to antipsychotic treatments with risperidone and olanzapine and its relationship to drug concentrations in patients with acutely exacerbated schizophrenia. Prog Neuropsychopharmacol Biol Psychiatry **34**：537-540, 2010
11) Yasui-Furukori N, Kondo T, Suzuki A, et al.：Comparison of prolactin concentrations between haloperidol and risperidone treatments in the same female patients with schizophrenia. Psychopharmacology (Berl) **162**：63-66, 2002
12) Yasui-Furukori N, Furukori H, Sugawara N, et al.：Prolactin fluctuation over the course of a day during treatments with three atypical antipsychotics in schizophrenic patients. Hum Psychopharmacol **25**：236-242, 2010
13) Yasui-Furukori N, Furukori H, Sugawara N, et al.：Dose-dependent effects of adjunctive treatment with aripiprazole on hyperprolactinemia induced by risperidone in female patients with schizophrenia. J Clin Psychopharmacol **30**：596-599, 2010
14) Yasui-Furukori N, Fujii A, Sugawara N, et al.：No association between hormonal abnormality and sexual dysfunction in Japanese schizophrenia patients treated with antipsychotics. Hum Psychopharmacol **27**：82-89, 2012

15) Sugai T, Suzuki Y, Yamazaki M, et al.: High Prevalence of Obesity, Hypertension, Hyperlipidemia, and Diabetes Mellitus in Japanese Outpatients with Schizophrenia: A Nationwide Survey. PLoS One **11**: e0166429, 2016
16) Sugawara N, Yasui-Furukori N, Sato Y, et al.: Prevalence of metabolic syndrome among patients with schizophrenia in Japan. Schizophr Res **123**: 244-250, 2010
17) Sato Y, Yasui-Furukori N, Furukori H, et al.: A crossover study on the glucose metabolism between treatment with olanzapine and risperidone in schizophrenic patients. Exp Clin Psychopharmacol **18**: 445-450, 2010
18) Yasui-Furukori N, Sato Y, Furukori H, et al.: Glucose metabolism in Japanese schizophrenia patients treated with risperidone or olanzapine. J Clin Psychiatry **70**: 95-100, 2009
19) 金澤一郎, 永井良三 総編集: 今日の診断指針 第7版. 医学書院, 東京, 2015
20) Suzuki Y, Ono S, Tsuneyama N, et al.: Effects of olanzapine on the PR and QT intervals in patients with schizophrenia. Schizophr Res **152**: 313-314, 2014
21) 厚生労働省: 重篤副作用疾患別対応マニュアル 血栓症（血栓塞栓症, 塞栓症, 梗塞）, 2007
22) Ishioka M, Yasui-Furukori N, Sugawara N, et al.: Hyperprolactinemia during antipsychotics treatment increases the level of coagulation markers. Neuropsychiatr Dis Treat **11**: 477-484, 2015
23) 福井次矢, 髙木 誠, 小室一成 総編集: 今日の治療指針 2017年版. 医学書院, 東京, 2017
24) 髙久史麿, 矢崎義雄 監修: 治療薬マニュアル2017. 医学書院, 東京, 2017
25) Taylor D, Paton C, Kapur S 著, 内田裕之, 鈴木健文, 三村 將 監訳: モーズレイ処方ガイドライン第12版日本語翻訳版. Wiley-JAPAN, 東京, 2016

3章

情動安定薬

●情動安定薬

表 相対比較

	躁病相	うつ病相	維持期
リチウム	1〜2	1〜5	1
バルプロ酸	1	1〜3	1〜3
カルバマゼピン	2	3〜5	2〜4
ラモトリギン	―（評価なし）	1〜4	1〜3
非定型抗精神病薬	1	1〜4[*1]	1
抗うつ薬	―（評価なし）	2〜3[*2]	4

推奨順位：1は第1段階．2は第2段階
*1 クエチアピンが第1段階，オランザピンが第1〜4段階，アリピプラゾールが第3段階
*2 エスシタロプラムが第2段階，イミプラミンが第3段階
(Fountoulakis KN, Grunze H, Vieta E, et al.：The International College of Neuro-Psychopharmacology (CINP) Treatment Guidelines for Bipolar Disorder in Adults (CINP-BD-2017), Part 3：The Clinical Guidelines. Int J Neuropsychopharmacol 20(2)：180-195, 2017 より引用して改変)

原則

単剤使用が望ましい．

➡ 併用は，急性期であればやむを得ないが，維持期には単剤を使用する．

原則

治療の目標は再発予防である．

➡ 長期的視野に立って，治療計画を立てる．

原 則

3 薬物療法だけの治療は行わない．

➡心理教育，精神療法やリハビリテーションを組み合わせる．

原 則

4 抗精神病薬や抗うつ薬が併用されることがある．

➡急性躁病や，うつ病エピソードが重度の場合は，情動安定薬だけでは効果が不十分であることが多い．

原 則

5 アドヒアランスに注意する．

➡再発の原因は服薬不遵守の場合が多い．血中濃度モニタリングを積極的に利用する．

原 則

6 妊娠可能年齢女性への投与には注意を要する．

➡妊娠の有無，希望について話し合う．

● 情動安定薬

1 甲状腺機能低下症

主症状	主症状は表のとおりである
ハイリスク	💊：リチウム[1],[*1]
疫 学	リチウム療法によって7〜10%に甲状腺機能低下症が生じると報告されている[2]．男性（4.5%）よりも女性（14%）に多い[2]
出現時期	治療開始後2年間
診察・診断	症状を確認する（表）[1]． 血中TSH濃度の増加がもっとも鋭敏で信頼度の高い検査所見である[*2]
予 防	投薬前と以降に定期的なホルモン検査や注意深い臨床症状の観察を行い，早期発見，早期対応することが重要である[1]
注 意	リチウム療法中に出現した抑うつエピソードを評価する際には，リチウム誘発性甲状腺機能低下症の可能性を考慮すべきである[2]

表 甲状腺機能低下症の主な症状

自覚症状	無気力，易疲労感，眼瞼浮腫，耐寒能低下，皮膚の乾燥，体重増加，動作緩慢，嗜眠，月経不全 など
他覚症状	甲状腺腫，体重増加，徐脈，嗄声，浮腫（non-pitting edema），腱反射弛緩相の遅延反応，心肥大，総コレステロール値やCPKの上昇 など

モニタリング方法

- 双極性障害のすべての患者にホルモン検査を毎年行う．診断前に一度検査しておく．
- リチウム服用者の甲状腺機能を定期的にモニタリングする．開始時と6ヵ月ごと，悪化の徴候がある場合はさらに頻回に行う．

正常値

- TSH：0.35～4.94 μIU/mL
- FT_3：1.71～3.71 pg/mL
- FT_4：0.70～1.48 ng/dL

対処法

- 原因薬剤を中止する．薬剤の継続が必要な場合は，レボチロキシンを併用投与する．

*1 双極性障害の治療にリチウムを服用している患者が急速交代型に進展すると，甲状腺機能低下症を2倍発症しやすくなる[2]．
*2 ごく軽度の甲状腺機能低下症では，TSHのみが増加して，甲状腺ホルモンは正常である（潜在性甲状腺機能低下症）．さらに甲状腺機能低下症が顕性化してくると，血中甲状腺ホルモン濃度が低下し，TSHはさらに増加する[1]．

●情動安定薬

2 肝機能障害

主症状	自覚的症状を認めないことが多い[3]．無気力，倦怠感，食欲低下，嘔気，嘔吐，浮腫，茶褐色尿，黄疸などは，重篤な肝毒性の可能性がある[2]
ハイリスク	💊：カルバマゼピン，バルプロ酸[*1]
疫　学	向精神薬における肝機能障害の報告は全薬物中7.8％であり，カルバマゼピン，バルプロ酸などの抗てんかん薬に多い[*2, 3]
出現時期	カルバマゼピン投与後2〜3週間以内，バルプロ酸投与後1〜2ヵ月以内に起こりやすい[*3]
診察・診断	トランスアミナーゼ値の検査所見が診断の契機となることが多い．検査が実施できない場合には，肝機能障害に伴う主症状に注意する
予　防	投与後定期的に肝機能検査を実施し，早期発見に努める[3]．慢性飲酒者は薬物性肝機能障害を起こしやすいといわれているため，注意を促す[3]
注　意	薬物性肝機能障害の既往のある患者が，原因薬物を再度服用した場合，より重篤な肝機能障害が発現する可能性がある[*4, 3]

モニタリング方法

- 双極性障害のすべての患者に肝機能検査を毎年行う．診断前に一度検査しておく．
- バルプロ酸服用者あるいはカルバマゼピン服用者には開始時と1ヵ月後，その後は6ヵ月ごとに肝機能をモニタリングする．

正常値

- AST：10～30 U/L
- ALT：（男性）10～42 U/L，（女性）7～23 U/L

対処法

- トランスアミナーゼ値の軽度上昇は経過観察でよい[2]．正常上限の3倍以上の上昇が持続した場合は，投与を中止する[2]．

*1 カルバマゼピンにおいて，発症に性差はないが，劇症肝炎死亡例が若年女性に多いとの報告がある[3]．バルプロ酸において，顕性肝障害患者は男性，若年者に多く，10歳以下が約7割を占める[3]．特に劇症肝炎による死亡は2歳以下，または多剤併用例に多い[3]．

*2 カルバマゼピンは，酵素誘導作用により64％の症例でγ-GTPが上昇する[3]．また，5～20％の症例で一過性に軽度のトランスアミナーゼ上昇を認めるが，肝機能障害の発現との関係は不明である[3]．バルプロ酸単剤における致死性の肝毒性の出現率は，10万人あたり0.85人で[2]，10～40％の患者で一過性に軽度のトランスアミナーゼ上昇を認める[3]．

*3 6ヵ月以降では非常に少ないが，6年間服用後発症の報告もある[3]．

*4 全身性の薬剤性過敏症症候群（drug-induced hypersensitivity syndrome）の1つとして肝機能障害を発症することもある[3]．

● 情動安定薬

3 腎機能障害

主症状	リチウムが原因の場合，もっとも頻度が高いのは，二次的な多飲を伴う多尿である[2]
ハイリスク	💊：リチウム
疫　学	情動安定薬服用患者の25〜35％で問題となる[2]．基本的に用量依存型である[*1, 4]
出現時期	増量時
診察・診断	血清クレアチニン値，推算GFR，クレアチニンクリアランスを測定し，患者の腎機能を評価する[2]
予　防	投与前に腎機能を確認する．脱水に注意する
注　意	一般的に腎機能は加齢に伴い低下する．高齢者は筋肉量の減少のために腎機能の判断が困難なこともある[*2]ので，特に注意する

モニタリング方法

- 双極性障害のすべての患者に腎機能の検査を毎年行う．診断前に一度検査しておく．
- リチウム服用者では定期的に腎機能をモニタリングする．開始時と1ヵ月後，その後は6ヵ月ごと，悪化の徴候がある場合はさらに頻回に行う．
- 尿崩症には尿浸透圧を測定する．

正常値

- 1日尿排泄量：1〜2 L
- 血中クレアチニン値：（男性）0.65〜1.07 mg/dL，（女性）0.46〜0.79 mg/dL
- 尿浸透圧：50〜1,300 mOsm/kg H_2O

対処法

- 情動安定薬の服用を中止する．治療上継続を要する場合は，最小有効量で用いる，1日1回の服用にする，など．
- 多尿症の治療としては，サイアザイド系またはカリウム保持性利尿薬を開始する．ただし，利尿薬はリチウムの体内残留を増加させる傾向があるため，リチウムの投与量を半量にして5日経過するまで，利尿薬は開始するべきではない[2]．
- 腎機能障害が遷延し，著しい高窒素血症や高カリウム血症，肺水腫，尿毒症症状を認めるときは，血液浄化療法を行う[4]．

*1 まれではあるが，10年以上のリチウムの服用に関連して，非特異的な間質性線維症の出現，糸球体濾過量の漸減，血中クレアチニン値の上昇がみられる．また，ごくまれに腎不全などがみられる．

*2 筋肉量の減少のために血清クレアチニン値や推算 GFR で腎機能を判断するのが困難なこともある[4]．

●情動安定薬

4 体重増加

主症状	食欲増加
ハイリスク	💊:リチウム,バルプロ酸
疫学	抗うつ薬や抗精神病薬と比較し,情動安定薬による体重増加は少ないが,リチウム,バルプロ酸においては,よく起こる
出現時期	長期投与における出現頻度が高い[2]
診察・診断	7%増を臨床的に意味のある体重増加と定義する
予防	食習慣の改善,適度な運動
注意	メタボリックシンドロームに注意する.リチウムによる,甲状腺機能低下症,浮腫,口渇を解消するための多飲も体重増加を引き起こしうる[2]

モニタリング方法

- 内服開始時の体重を確認する．定期的な体重測定を行う．投与開始時から数ヵ月間は頻回の体重測定を行う．

正常値

- BMI：18.5 kg/m² 以上，25 kg/m² 未満

対処法

- 低リスク薬へのスイッチは有効であるが，減量のみでは無効である．

EPISODE

　意外と知られていないのがバルプロ酸の体重増加である．抗精神病薬のように急激な体重増加が起こるわけではなく，知らない間に体重が増加している．したがって，患者自身も気が付かない．これを止めるには意識的にダイエットを行うしかないが，簡単なことではない．バルプロ酸で安定していた双極性障害の患者で，どうしても体重増加が耐えられずバルプロ酸を断念した比較的若年の女性患者を何名も経験している．

●情動安定薬

5 発疹

主症状	良性の斑・丘状の発疹[2]
ハイリスク	💊：カルバマゼピン，ラモトリギン
疫 学	カルバマゼピンとラモトリギンは20%で発疹が出現している*
出現時期	投与初期2週間〜2ヵ月間
診察・診断	良性の斑丘疹を認める．発疹に加え，表の症状が現われた場合には，重篤な皮膚障害に至ることがある[5]
予 防	薬疹歴がある患者には被疑薬は再投与しない．推奨投与開始量を守り，増量は緩徐に行う[2]
注 意	ラモトリギンとバルプロ酸の併用はリスクを上昇させるため，併用を避ける[2]

表 重篤な皮膚障害に注意すべき症状

発熱（38℃以上），眼充血，口唇・口腔粘膜のびらん，咽頭痛，全身倦怠感，リンパ節腫脹　など

モニタリング方法

- 自覚症状の聞き取りをする．

正常値

—

対処法

- 発疹が出現した場合は投与を中止し，専門医へコンサルトする．どのようなタイプの発疹であっても，服用を即座に中止する必要がある[2]．

＊重症薬疹であるスティーブンス・ジョンソン症候群や中毒性表皮壊死症の頻度は低い．

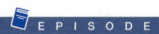

EPISODE

ラモトリギンでスティーブンス・ジョンソン症候群を呈した症例を経験したことがある．ラモトリギンを25 mgから始めたものの，増量が早かったために重症薬疹が出現，入院に至り，ステロイドパルス療法が必要になった．増量をもっと慎重に行うべきであったと反省している．

● 情動安定薬

6 薬物血中濃度上昇

主症状	眠気，倦怠感，振戦．薬剤により異なる（表1〜3）
ハイリスク	：リチウム，バルプロ酸，カルバマゼピン
疫 学	バルプロ酸とラモトリギンの併用は，重篤な薬疹のリスクを高める．また，バルプロ酸とカルバマゼピンは，互いの血中濃度を変動させる[*1, 2]
出現時期	投与後．薬剤によって異なるため，定期的なモニタリングが不可欠である
診察・診断	リチウムは最終服用から12時間後に採血するのがよい[2]．抗てんかん薬は，測定日の最初の服薬前（朝）に採血する
予 防	投与開始前に，腎機能，肝機能を検査する．脱水を予防する．血中濃度を上昇させる薬剤の併用を避ける
注 意	危険因子としては，過量服薬，腎機能障害，減塩食，薬物相互作用（表4〜8），脱水などが挙げられる

モニタリング方法

- リチウムは投与開始から3〜4日経過後に測定する．薬物相互作用があるため，併用薬が加わったときも濃度を測定する．利尿薬，ACE阻害薬，NSAIDは相互作用が強い．脱水や腎機能も一緒にチェックする．
- バルプロ酸服用の場合，服薬遵守を確認するための測定は重要である．てんかんの治療域50〜100 μg/mLは参考値にしか過ぎない．
- カルバマゼピン服用中の場合，服用開始あるいは用量変更から2週間後，その後は6ヵ月後に測定する．カルバマゼピンの血中濃度は1〜4週間後までの酵素誘導のため，血中濃度が下降する．

正常値

- リチウム：0.5〜1.5 mEq/L
- バルプロ酸：50〜100 μg/mL
- カルバマゼピン：4〜12 μg/mL

対処法

- 原因薬剤の中止，または減量[*2]．
- 適宜，補液で水分や電解質を補正し，必要であれば血液透析を行う．

---

*1 バルプロ酸は，ラモトリギンの血中濃度を2倍に上昇させ，重篤な薬疹リスクを上昇させる[2]．バルプロ酸とカルバマゼピンの併用ではバルプロ酸の血中濃度は低下し，カルバマゼピンの血中濃度は上昇する．

*2 リチウムの突然の中止が，高い再発率と関連があるとされている．

表1 リチウム中毒の主な症状

初期症状

粗大振戦,構音障害,運動失調などの神経学的症状,消化器症状,心血管系の変化,腎機能障害 など

遅発性の症状

意識障害,筋線維束性収縮,ミオクローヌス,けいれん発作,昏睡 など

表2 バルプロ酸の副作用

用量依存性の副作用

傾眠,運動失調,ふらつき,倦怠感,鎮静,振戦,嘔気・悪心・嘔吐,食欲不振,下痢,高アンモニア血症,催奇形成,てんかん発作増悪,血小板減少*

特異的な副作用

体重増加(特に女性),頭髪の減少・色の変化,致死性肝毒性

*臨床的に症状(紫斑,歯茎出血)が出現していれば,減量.血小板減少は,血中バルプロ酸濃度が男性では135μg/mL以上,女性では110μg/mL以上で起こりやすい

表3 カルバマゼピンの副作用

用量依存性の副作用

傾眠,運動失調,めまい・ふらつき,立ちくらみ,倦怠感・易疲労感,脱力感,発疹,頭痛・頭重,口渇,知覚障害,てんかん発作増悪,課題遂行能力減退,血液学的有害作用

特異的な副作用

無顆粒球症,スティーブンス・ジョンソン症候群,再生不良貧血,肝不全,発疹,膵炎

表4 併用により,バルプロ酸の血中濃度を変動させる薬剤

バルプロ酸の血中濃度を上昇させる薬剤
・マクロライド系抗菌薬(エリスロマイシン,クラリスロマイシン など) ・サリチル酸系薬剤(アスピリン など) ・イソニアジド　　　　　・シメチジン

バルプロ酸の血中濃度を減少させる薬剤
・カルバペネム系抗菌薬 　(パニペネム・ベタミプロン,メロペネム,イミペネム・シラスタチン,ドリペネム) ・リファンピシン　　　　・シスプラチン ・メトトレキサート　　　・制酸薬 ・コレスチラミン　　　　・ナプロキセン ・クロルプロマジン

(日本神経学会 監:てんかん治療ガイドライン2010. 医学書院,東京,pp112-113, 2010より作成)

表5 バルプロ酸との併用により,血中濃度が変動する薬剤

血中濃度が上昇する薬剤
ワルファリン,三環系抗うつ薬

血中濃度が減少する薬剤
—

(日本神経学会 監:てんかん治療ガイドライン2010. 医学書院,東京,pp112-113, 2010より作成)

情動安定薬

表6 併用により,カルバマゼピンの血中濃度を変動させる薬剤

カルバマゼピンの血中濃度を上昇させる薬剤

- アゾール系抗真菌薬(ミコナゾール,フルコナゾール,イトラコナゾール など)
- マクロライド系抗菌薬(エリスロマイシン,クラリスロマイシン など)
- Caチャネル阻害薬(ベラパミル,アムロジピン,ニフェジピン,ベニジピン など)

・イソニアジド	・ST合剤
・ジルチアゼム	・クロラムフェニコール
・クロルプロマジン	・MAO阻害薬
・チオリダジン	・ハロペリドール
・パロキセチン	・SSRI(フルボキサミン)
・シメチジン	・セルトラリン
・サリチル酸	・オメプラゾール

カルバマゼピンの血中濃度を減少させる薬剤

・リファンピシン	・シスプラチン
・制酸薬	・テオフィリン

(日本神経学会 監:てんかん治療ガイドライン2010. 医学書院,東京,pp112-113, 2010 より作成)

a. カルバマゼピンの血中濃度上昇

精神科医になって4年目,マイコプラズマ肺炎が病棟で流行した.クラリスロマイシン(CM)を投与したとき,一部の患者にめまい,眠気,手のふるえが生じていた.患者の共通点はカルバマゼピン(CBZ)を服用していたことである.すぐにCBZ血中濃度を測定したところ,ほかのCBZ服用中患者を含めて7例全例で中毒域まで上昇していた.CMは強力なCYP3阻害作用があり,CBZの代謝を阻害したと考えられた[6].

表7 カルバマゼピンとの併用により，血中濃度が変動する薬剤

血中濃度が上昇する薬剤
・MAO阻害薬

血中濃度が減少する薬剤
・ブチロフェノン系精神神経用薬（ハロペリドール など） ・三環系抗うつ薬（イミプラミン，アミトリプチリン，ノルトリプチリン など） ・ジヒドロピリジン系カルシウム拮抗薬（ニフェジピン，フェロジピン，ニルバジピン など） ・免疫抑制薬（シクロスポリン，タクロリムス，エベロリムス） ・ボリコナゾール　　　　・イトラコナゾール ・ハロペリドール　　　　・クエチアピン ・パロキセチン　　　　　・テオフィリン ・アミノフィリン　　　　・アルプラゾラム ・トラマドール　　　　　・トラゾドン ・オランザピン　　　　　・アリピプラゾール ・リスペリドン　　　　　・ブロナンセリン ・ドネペジル　　　　　　・フレカイニド ・エレトリプタン　　　　・オンダンセトロン ・副腎皮質ホルモン　　　・卵胞ホルモン薬 ・黄体ホルモン薬　　　　・ワルファリン ・ジゴキシン　　　　　　・アセトアミノフェン

（日本神経学会　監：てんかん治療ガイドライン2010. 医学書院，東京，pp112-113, 2010より作成）

b. カルバマゼピンによる血中濃度上昇

　カルバマゼピン（CBZ）は薬物相互作用という観点ではもっとも厄介な薬物である．CYP3Aに誘導作用があり，同酵素で代謝される薬物は血中濃度が下がり効果が減弱する．近年のわれわれの研究では，CBZはCYP3A以外の多くの代謝酵素やトランスポーターを誘導し，さらに多くの薬物と相互作用を起こしている可能性があることがわかった．どんな薬物でもCBZを併用すれば，何らかの相互作用が起こっていると認識したほうがよい．

表8 抗てんかん薬の相互作用―血中濃度の変化

追加薬	VPA	PB	PRM	CBZ	PHT	ZNS	CZP
VPA		↑↑	↑→*1	↓*2	↓*3	→	
PB	↓			↓	→*4	↓	↓
PRM	↓			↓	↓	↓	
CBZ	↓↓	→↑	↓*5		↑	↓	↓
PHT	↓↓	↑	↓*3	↓↓		↓↓	↓
ZNS	↑→	→	→	→*6	→		
CZP		→	↑	↓	→		
CLB	↑↑	↑		↑*7	↑↑		
ESM	↓	→	→	→	→		
AZM		↑↓	↓→	↑	↑		
GBP	→	→	→	→	→	→	→
TPM	↓	→	→	→	↑	→	
LTG	→↑	→	→	→	→	→	↓
LEV	→	→	→	→	→		→
RFN	→	↑		↓	↑		
STP	↑	↑	↑	↑↑	↑↑		

VPA (バルプロ酸), PB (フェノバルビタール), PRM (プリミドン), CBZ (カルバマゼピン), PHT (フェニトイン), ZNS (ゾニサミド), CZP (クロナゼパム), CLB (クロバザム), ESM (エトスクシミド), AZM (アセタゾラミド), GBP (ガバペンチン), TPM (トピラマート), LTG (ラモトリギン), LEV (レベチラセタム), RFN (ルフィナミド), STP (スチリペントール)

【血中濃度】↑ (上昇), ↑↑ (著増), ↓ (減少), ↓↓ (著減), → (不変). 著増, 著減の場合は元の抗てんかん薬の減量, 増量を考慮.
*1:一過性に増加または不変, *2:総濃度は減少するが, CBZ-epoxide は増加し, 効果が強まるので増量は不要, *3:総濃度は減少するが, 非結合型は上昇し, 効果が強まるので増量は不要, *4:少し増減, 実質的に不変, *5:PRM→PB を促進し PRM 減少, PB 増加, *6:CBZ-epoxide は増加, *7:CBZ-epoxide ともに増加

(須貝研司:てんかん症候群の治療. 国立精神・神経医療研究センター小児神経科診断・治療マニュアル改訂第3版 (佐々木征行, 他編). 診断と治療社, 東京, p301, 2015 より改変)

情動安定薬

CLB	ESM	GBP	TPM	LTG	LEV	RFN	STP
↓	↑↓→	→	↓	↑↑	→	↑↑	
↓	↓	→	↓	↓↓	↓	↓↓	↓
		→	↓	↓↓	↓	↓↓	↓
↓	↓↓	→	↓↓	↓↓	↓	↓	↓
↓	↓↓	→	↓↓	↓↓	↓	↓↓	↓
				↑			
				→			
→		→	→		→		
→		→		→			
			→	↓			
↑↑							

リチウムと自殺の関連

　リチウムは世界的にみれば処方が減少している．血中濃度モニタリングのわずらわしさや大量服薬の致死性などを考慮に入れた結果なのかもしれない．しかしながらリチウムの治療効果の手堅さは健在である．双極性障害のガイドラインは本邦をはじめ世界各国で公表されているが，リチウムは急性躁状態や急性うつ状態および維持期において，常に上位にランクインしている．一方，どの薬が自殺に対して有効なのかを論じたガイドラインは存在しない．

　うつ病患者の自殺リスクは，一般人の30倍も高い．最近の研究で，1968〜2013年の間に実施された，患者7,000人近くを対象とした48件の治験結果を再調査した．治験では，うつ病患者に対するリチウムの効果を，偽薬または代替の実薬との比較で評価した．その結果，リチウムが死亡や自殺のリスクを平均で62%低下させたことが判明した．自殺に限れば，リスクは平均で87%低下した．また，リチウムの過剰摂取に関連する死亡数の増加はなかった[7]．

　双極性障害の治療においても2005〜2013年までスウェーデンで登録された50,000人強の双極性障害を解析したところ10,000人近くが自殺関連事象を起こしていた．リチウム治療では，ほかの治療に比べ14%減少していたが，バルプロ酸では差はなかった．すべての人がリチウムで治療されていたら，12%の人で自殺関連事象が避けられたと推定している[8]．これらのことから希死念慮のある気分障害の患者には第一選択と考えてよいだろう．

　さらに，水道水中のリチウム濃度と地域の自殺率には負の相関があることが大分[9]や九州地方[10]で知られており，特に男性で強く認められる．青森県でも各市町村の役場から水道水のサンプルを取り，リチウム濃度を測定した．過去5年間の自殺率の平均値との相関をみたところ，女性においてであるが，やはりリチウム濃度と自殺率の間に逆の相関は認められた[11]．海外でも追試され同様の結果が得られている．通常の治療量をはるかに下回るリチウムの水道水からの摂取も何らかの意味を持つというきわめてユニークな現象である．

精神科の診断的問題

最近気になるのは双極性障害の過剰診断だ．これは明らかに製薬会社の喧伝の成果である．うつ病患者は双極性障害患者の可能性が高く，（自社の）情動安定薬を使用するべきじゃないかと医師を洗脳していく．たしかに部分的にはそうかもしれない．双極性障害の患者が難治性うつ病と誤診され適切な治療が行われなかったケースも少なからず存在するだろう．では，そのような患者が情動安定薬を使用することでどれほどの人が病気を克服できるのか．一度双極性障害という病名が付けば，精神科臨床では一生その病気と付き合っていくことを意味する．遺伝負因も強いというイメージ（事実であるが）があり，いろいろな社会的問題をはらんでいる．もし，誤診だったらその人の一生を台無しにしかねない．診断した医師はどのように責任を取るつもりなのか．病棟カンファレンスで10代のうつ状態の男性入院患者がいつの間にか双極性障害2型と診断変更されていたという話を聞いたことがある．その患者は学生時代に生徒会長をしていたため，軽躁状態と判断されたとのことだった．また，数日徹夜をしたことがあるという陳述も得られたことが診断の根拠になったそうだが，あまりに乱暴ではないだろうか？

さらに，診断的問題をはらんでいるのは，第2世代抗精神病薬（SGA）を「なんとなく使用」している風潮である．確かに，統合失調症に加え難治性うつ病にも，双極性障害にも有効である．自閉症スペクトラム障害の一部の症状にも有効であるし，強迫性障害や抜毛症にも有効なことがある．しかし，精神病理学的考察をする前に，なんとなく効きそうとSGAを処方し，なんとなく効いてしまい，良かったとする診療で良いのだろうか．もう一度基本に立ち戻り精神科診断学や精神病理学を見直す必要があるのではないか．昔，心因反応というあいまいな診断をつけてハロペリドールによる診断的治療をしていた時期が確かにあった．抗精神病薬に耐えられるのは精神病状態であるという経験則から利用していた．しかし，SSRIやSGAにそれを行うことは病態をマスクしてしまい，医師の臨床能力を低下させる可能性が高く，若手医師にはぜひ控えていただきたいと考える．

情動安定薬

文献

1) 厚生労働省:重篤副作用疾患別対応マニュアル 甲状腺機能低下症, 2009
2) 神庭重信 監修, 山田和男, 黒木俊秀 監訳:カプラン精神科薬物ハンドブック第5版―エビデンスに基づく向精神薬療法. メディカル・サイエンス・インターナショナル, 東京, 2015
3) 厚生労働省:重篤副作用疾患別対応マニュアル 薬物性肝障害, 2008
4) 薬剤性腎障害の診療ガイドライン作成委員会:薬剤性腎障害 診療ガイドライン 2016. 日腎会誌 **58**:477-555, 2016
5) 厚生労働省:ラモトリギンによる重篤な皮膚障害について. 医薬品・医療機器等安全性情報 No. 321, 2015
6) Yasui N, Otani K, Kaneko S, et al.:Carbamazepine toxicity induced by clarithromycin coadministration in psychiatric patients. Int Clin Psychopharmacol **12**:225-229, 1997
7) Cipriani A, Hawton K, Stockton S, et al.:Lithium in the prevention of suicide in mood disorders:updated systematic review and meta-analysis. BMJ **346**:f3646, 2013
8) Song J, Sjölander A, Joas E, et al.:Suicidal Behavior During Lithium and Valproate Treatment:A Within-Individual 8-Year Prospective Study of 50,000 Patients With Bipolar Disorder. Am J Psychiatry **174**:795-802, 2017
9) Ohgami H, Terao T, Shiotsuki I, et al.:Lithium levels in drinking water and risk of suicide. Br J Psychiatry **194**:464-465, 2009
10) Ishii N, Terao T, Araki Y, et al.:Low risk of male suicide and lithium in drinking water. J Clin Psychiatry **76**:319-326, 2015
11) Sugawara N, Yasui-Furukori N, Ishii N, et al.:Lithium in tap water and suicide mortality in Japan. Int J Environ Res Public Health **10**:6044-6048, 2013

4章

抗うつ薬

●抗うつ薬

原 則
1

> 薬剤間で治療効果に差はない．

➡非特異的な効果の差が薬効を決定している．

原 則
2

> 副作用は薬剤により特徴が出る．

➡副作用の出現は治療の成否を決定するため，必ずモニタリングする．

原 則
3

> 十分量，十分期間投与する．

➡効果判定は，慎重に行う．

原 則
4

> 抗うつ薬の併用は避けるべきである．

➡併用しても効果の増強がみられることは少ない．

原 則
5

> 投与初期の副作用に注意する．

➡アドヒアランスを決定する．

原 則

本当に抗うつ薬治療が必要なのか再検討する．

➡プラセボ投与群と差のない薬物が多い．

原 則

未成年者や高齢者には半量以下から投与を開始する．

➡成人でも，半量から開始してもよい．

原 則

どの時点で薬物治療を終結させるのか意識しながら投与する．

➡中断症候群に注意する．

● 抗うつ薬

1 胃腸障害

主症状	食欲不振，嘔気，嘔吐，下痢，腹部膨満感，消化不良など[1]
ハイリスク	💊：SSRI
疫学	SSRI の消化器系有害作用は，約 20％に嘔気が生じるとされている．セルトラリンとフルボキサミンがもっとも強い消化器症状を生じさせる[1]
出現時期	服用開始後より生じ，1〜2 週間程度で消褪する
診察・診断	消化器症状を聴取する
予防	低用量から投与を始める．適宜，制吐薬などを併用する
注意	非ステロイド系解熱鎮痛薬と併用する場合，消化管出血に注意する

モニタリング方法

- 胃腸障害は，服薬無遵守につながりやすいので，最初の説明（心理教育）がきわめて重要となる．消化器症状の出現について十分な説明を行い，診察時に聴取する．

正常値

—

対処法

抗うつ薬

- 対症療法を行う．
- 1週間以上継続する嘔気，嘔吐がある場合，SSRI以外の薬物にスイッチする．

ADVICE

SSRIを投与する前にはメリットを十分説明したうえで，必ず本副作用を説明するべきである．「吐き気は出るが，すぐに治まるので数日我慢してほしい」と伝えるようにしている．少量投与し，できるだけ1週間後に受診してもらい，継続あるいは増量できるか確認する．添付文書通りの使用だと初期に治療から脱落する症例が少なからずある．治療に対して不信感を持たれないためには抗うつ薬の導入は慎重に行うべきである．

●抗うつ薬

2 不眠

主症状	不眠
ハイリスク	💊：SSRI，SNRI
疫 学	SSRIを服用中の患者の約25%が，睡眠の問題や重度の傾眠*，極度の疲労感を訴える[1]
出現時期	服用開始後より1ヵ月程度
診察・診断	診察時に症状を聴取する
予 防	低用量から投与を始める．朝に服用する
注 意	不眠の出現・遷延に注意する

モニタリング方法

- 副作用の出現について十分な説明を行い,診察時に聴取する.

正常値

—

対処法

- 睡眠補助薬や,鎮静作用のある抗うつ薬を使用する.
- 症状が遷延する場合は,薬剤のスイッチを検討する.

*セルトラリンとフルボキサミンは不眠と傾眠が同程度生じる[1].

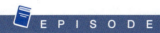

薬物動態試験で被験者に薬物を飲んでもらえるか確認するため,まず自分で薬を飲んでいる.抗うつ薬で辛かったのは吐き気も当然であるが,早朝覚醒であった.夜更かしをしても朝4時に突然目が覚める.30分くらい目が覚めた後,再入眠する.苦痛度は低いがその日は体がだるい.5日間の連続服用だったが,すべての日で早朝覚醒がみられた.抗うつ薬は最低でも半年は服用するが,これが半年続くのは大変だと思った.

●抗うつ薬

3　抗コリン作用

主症状	口渇，便秘，排尿障害，視力調節障害（かすみ目，眼精疲労）
ハイリスク	💊：三環系抗うつ薬
疫　学	どの抗うつ薬でも起こり得る
出現時期	内服直後
診察・診断	被疑薬の内服後に症状が出現した場合に診断する
予　防	抗コリン作用の少ない薬剤を使用する
注　意	抗うつ薬がせん妄を惹起することがある

モニタリング方法

- 自覚症状の聞き取りをする.

正常値

—

対処法

- 被疑薬になった場合は即中止する.

抗うつ薬

ADVICE

　抗コリン作用の代表的な症状は口渇,便秘,尿閉である.これらの症状は想像を絶するほど辛い体験という.三環系抗うつ薬(TCA)は増量すれば効果が増すが,抗コリン性副作用が強いため増量できない.臨床研究では安全性を考慮し用量が低く設定されている.低投与量のTCAとSSRIやSNRIは同等の効果があるとされている.運よく抗コリン性副作用のない患者で,効果不十分なときは思い切って増量をすれば新たな効果が期待できるかもしれない.

●抗うつ薬

4 セロトニン症候群

主症状	神経・筋症状（腱反射亢進,ミオクローヌス,筋強剛など）．自律神経症状（発熱,頻脈,発汗,振戦,下痢,皮膚の紅潮）．精神症状の変化(不安,焦燥,錯乱,軽躁)
ハイリスク	：セロトニン作動薬
疫 学	不明
出現時期	抗うつ薬使用直後，あるいは増量後
診察・診断	Sternbachの診断基準（表1）と，Radomskiらの診断基準（表2）がある
予 防	—
注 意	内服開始から，数年後に出現する場合もある

表1 Sternbach の診断基準

A．セロトニン作動薬の追加投与や投薬の増加と一致して次の症状の少なくとも3つを認める
①精神症状の変化（錯乱，軽躁状態），②興奮，③ミオクローヌス，④反射亢進，⑤発汗，⑥悪寒，⑦振戦，⑧下痢，⑨協調運動障害，⑩発熱
B．ほかの疾患（たとえば感染，代謝疾患，物質乱用やその離脱）が否定されること
C．上に挙げた臨床症状の出現前に抗精神病薬が投与されたり，その用量が増量されていない

(厚生労働省：重篤副作用疾患別対応マニュアル　セロトニン症候群. 2010[2]）より引用)

表2 Radomski らの診断基準（Birmes らにより改変）

A．セロトニン作動薬を治療に使用（あるいは増量）していることに加えて，下記の少なくとも4つの主症状，あるいは3つの主症状と2つの副症状を有していること
①精神（認知，行動）症状 　主症状：錯乱，気分高揚，昏睡または半昏睡 　副症状：興奮と神経過敏，不眠 ②自律神経症状 　主症状：発熱，発汗 　副症状：頻脈，頻呼吸と呼吸困難，下痢，低血圧または高血圧 ③神経学的症状 　主症状：ミオクローヌス，振戦，悪寒，筋強剛，神経反射亢進 　副症状：協調運動障害，散瞳，アカシジア
B．これらの症状は，患者がセロトニン作動薬を服用する前に発症した精神疾患あるいはその悪化に該当するものでない
C．感染，代謝，内分泌，あるいは中毒因は除外される
D．発症前に抗精神病薬が投与されていないこと，または増量されていないこと

(厚生労働省：重篤副作用疾患別対応マニュアル　セロトニン症候群. 2010[2]）より引用)

抗うつ薬

モニタリング方法

- 症状に加え，血清CPK値の上昇や白血球増加がないかを確認する．

正常値

—

対処法

- 薬剤を中止する．補液をする．

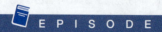

セロトニン症候群は，身体的にストレスがかかった場合になりやすいと思われる．SSRIで治療していた高齢の女性患者が尿路感染および脱水になり薬物を一時中断，感染症が回復傾向であるためSSRIを再開したところ，セロトニン症候群を呈した症例を経験した[3]．SSRIは同じ投与量であったのにもかかわらず，SSRI再開24時間後からセロトニン症候群を呈した．

うつ病の治療法と効果

うつ病治療において，抗うつ薬による治療は必要であるが，絶対ではないという流れが最近できつつある．日本うつ病学会のうつ病治療ガイドラインでも，いきなり抗うつ薬を使うのではなく，心理教育，環境調整，生活習慣を整えることが大事であるとしている．さらに，認知行動療法などの精神療法は薬物治療に匹敵する効果を持つ（図）ため，精神療法を駆使しながら治療にあたることを推奨している．データからみれば確かにそうなのだが，実臨床ではなかなかうまくいかない．エビデンスを作った施設は相当トレーニングを積んだ専門家による認知行動療法を施行している．本邦で果たして同じ水準のことができる施設がどれだけあるだろうか．ガイドラインをみた患者の多くは認知行動療法を希望するであろうが，なんちゃって療法を受けることになり，却って状態が悪くなることを強く懸念する．その点，抗うつ薬は患者がきちんと薬を飲んでくれれば効果は均一であるはずである．しかし，実際には効果のばらつきが大きい．私はプラセボ効果の大きさの違いが全体としての効果の大小を決定していると考える．経験的に抗うつ薬のプラセボ効果を引き出すのは心理教育，環境調整，生活習慣を整えるといううつ病治療ガイドラインの第1段階の作業をいかに丁寧に行うかだと思っている．そういう意味で治療効果を引き出すにはよくできたガイドラインであると感心した．

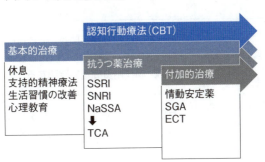

情動安定薬やSGAのなかにはうつ病に適応を持たない薬剤がある

図 3段階うつ病治療ラダー

(古郡規雄：うつ病．薬事 59（2）：135-141，2017 より改変)

●抗うつ薬

5 性機能障害

主症状	性欲低下，勃起障害，射精障害
ハイリスク	💊：セロトニン作動薬（表）
疫学	女性にも多い
出現時期	時期未定．内服開始後数年が経過してから出現する場合もある
診察・診断	困っていることが多いが，患者からは言い出せず，診察場面で話題にされにくい．副作用質問紙で確認する
予防	セロトニン作動薬に拮抗する作用を持つトラゾドンを併用したり，スイッチする
注意	患者からの申告がないと気づきにくい．被疑薬での治療継続が必要な場合には，症状の改善が困難である

表 薬剤ごとの性機能障害リスク[4,5)

抗うつ薬	性機能障害
アミトリプチリン	+
イミプラミン	+
エスシタロプラム	++
クロミプラミン	++
スルピリド	+
セルトラリン	++
デュロキセチン	++
トラゾドン	++
パロキセチン	++
フルボキサミン	+
ミアンセリン	−
ミルタザピン	−
ミルナシプラン	++

モニタリング方法

- 自覚症状の聞き取りは現実的には困難であるため,副作用質問紙などで確認する.

正常値

—

対処法

- 薬剤をスイッチする.

●抗うつ薬

6 出血傾向

主症状	皮下・粘膜下出血，皮下血腫，吐血，黒色便，血便などの異常出血および貧血
ハイリスク	💊：NSAIDs と SSRI の併用 👤：消化管潰瘍の既往歴
疫 学	NSAIDs と SSRI の併用で有意に消化管出血が多い[6]
出現時期	不明
診察・診断	既往歴に消化管潰瘍がないかを確認する
予 防	出血傾向が増強する薬剤（非定型抗精神病薬，フェノチアジン系薬剤，三環系抗うつ薬，NSAIDs，ワルファリンなど）服用の有無をチェックする
注 意	抗凝固薬と SSRI の併用に注意する

モニタリング方法

- 採血検査にて貧血および凝固系をチェックする.

正常値

—

対処法

- 被疑薬を中止する.
- 薬剤をスイッチする.

抗うつ薬

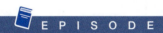

EPISODE

 精神科診療では問題にならないのかもしれないが, 脳出血で緊急入院した患者で, 入院後厳密に血圧をコントロールしたのにもかかわらず血腫が増大したまれなケースを経験した. この患者はうつ病を合併し, 入院前までSSRIを服用していた. SSRIの抗凝固作用が原因だったかもしれない.

●抗うつ薬

7 心血管系

主症状	めまい．失神．意識障害．徐脈．頻脈．不整脈．心肺停止
ハイリスク	💊：カルバマゼピン．フェノチアジン系薬剤．三環系抗うつ薬
疫 学	薬剤性QT延長症候群はよくある
出現時期	増量時・併用時
診察・診断	心電図にて，QRS時間やQT時間の延長を伴った洞性頻脈や洞徐脈，完全房室ブロックが認められる
予 防	ハイリスク薬を使用しない
注 意	向精神薬特有の副作用ではない．併用中の内科薬が原因となることもある

モニタリング方法

- 使用前と使用後に心電図検査をする．その後は1年に1回のペースで行う．
- 薬剤の増量時，併用時には，その前後で心電図検査を行う．

正常値

- 心電図異常なし．

対処法

- 被疑薬を中止する．

抗うつ薬

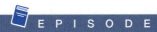

EPISODE

抗うつ薬にはQT間隔が延長する薬物が存在する．このQT間隔を詳細にモニタリングすると，ばらつきがとても大きいことがわかった．RR間隔で補正をしてもばらつく．エビデンスでは用量依存性にQT間隔が延長することになっているが，私のデータでは併用薬が増えていくことや，電解質異常，年齢など多因子が絡み，きれいに延長するわけではない．正常範囲内での変化を捉えることにどのような臨床的意義があるのかわからなくなることがある．

●抗うつ薬

8 過鎮静

主症状	鎮静，傾眠，ふらつき，倦怠感など[1]
ハイリスク	💊：三環系抗うつ薬，四環系抗うつ薬，NaSSA，トラゾドン[1]
疫 学	三環系抗うつ薬でよくみられる副作用である．SSRI を服用中の患者の約25％で睡眠の問題や重度の傾眠*，極度の疲労感を訴える[1]
出現時期	服用開始後から
診察・診断	自覚症状と他覚症状（呂律が回らない，思考の遅さなど）を確認する
予 防	低用量から投与を始める
注 意	ふらつきによる転倒に注意する

モニタリング方法

- 副作用の出現について十分な説明を行い,診察時に聞き取りをする.

正常値

—

対処法

- 日中の内服を避ける.
- 過鎮静の強い場合は減量,あるいは中止,薬剤をスイッチする.

* 三環系抗うつ薬などと比べ,SSRI,SNRI の鎮静は少ない.SSRI のなかでも,パロキセチンは傾眠を生じさせることが多い[1].

ADVICE

抗うつ薬は鎮静系と非鎮静系に分類できる.不眠や不安の強い患者には鎮静系抗うつ薬の副作用である過鎮静がこれらの症状を改善させることがあるので効果と副作用は表裏一体ともいえる.勤労者や学生でうつ状態になった患者において,こと副作用は著しく QOL を低下させる.休職や休学という環境を整えたうえで,鎮静系抗うつ薬を使用すべきである.ただし,非鎮静系抗うつ薬でも人によっては過鎮静が出てくることを忘れてはならない.

●抗うつ薬

9 起立性低血圧

主症状	めまい，立ちくらみ，頭痛，全身倦怠感
ハイリスク	💊：三環系抗うつ薬
疫 学	三環系抗うつ薬において，起立性低血圧はもっとも頻度の高い循環器系の自律神経有害作用である[1]
出現時期	服用開始直後から，起立のような体位変換時に生じる
診察・診断	一般的に収縮期血圧 100 mmHg 未満の場合を低血圧とすることが多いが，自覚症状を伴わない場合は，治療を要する疾患として捉えない
予 防	降圧薬の併用の有無を確認する，食後に内服する，低用量から投与を始める*
注 意	転倒に注意する，特に高齢者では薬剤による血圧低下作用が生じやすい[7]

モニタリング方法

- 仰臥位（座位）と立位で血圧を測定する．
- 起立3分以内に収縮期血圧が20 mmHg以上低下するか，収縮期血圧の絶対値が90 mmHg未満に低下，あるいは拡張期血圧の10 mmHg以上の低下が認められた場合，起立性低血圧と診断される[7]．

正常値

- 血圧：(成人)収縮期140 mmHg未満，拡張期90 mmHg未満

対処法

- 被疑薬を減量，あるいは中止する．
- 弾性ストッキングを着用し，下肢への静脈貯留を軽減させることや，必要十分な塩分や水分の摂取も血漿量維持のために大切である．
- それらの生活指導を行っても立ちくらみや失神などの症状が軽快しない場合には，薬物療法（交感神経刺激薬：メトリジン®，リズミック®など）を考慮する．

*トラゾドンを降圧薬と併用したり，食事をとらずにトラゾドンのみを高用量で服用した場合は，重大な起立性低血圧を引き起こす可能性がある．

●抗うつ薬

10 低ナトリウム血症

主症状	頭痛，嘔気・嘔吐，傾眠，けいれん
ハイリスク	：高齢者
疫　学	抗利尿ホルモンであるバソプレシンの分泌過剰に起因する疾患であり，頻度はまれである[8]
出現時期	不明
診察・診断	血清Na濃度を測定する．病歴から急性か慢性かを確認する
予　防	病的多飲水や水中毒の問診をする．定期的に採血検査をする
注　意	重症例では脳ヘルニアとなり，死亡する場合がある

モニタリング方法

- 症状が出現したときに電解質測定を行う．
- 多飲水によるものも念頭に入れ，水制限試験を行う．
- 血清 Na 濃度 135 mEq/L 未満でないか，全身倦怠感，嘔気，精神障害の出現がないかを確認する．
- 血清 Na 濃度が 120 mEq/L を下回るとけいれん発作や意識障害が出現する．

正常値

- 血清 Na 濃度：135〜145 mEq/L
- 血清浸透圧：275〜290 mOsm/kgH$_2$O
- 尿浸透圧：50〜1,300 mOsm/kgH$_2$O

対処法

- 被疑薬を中止する．
- 急性低 Na 血症では，血清 Na 濃度 120〜125 mEq/L までは 1.0 mEq/L/時で補正し，その後は 24 時間で血清 Na 上昇が 8 mEq/L となるように補正する．
- 慢性低 Na 血症の補正を急ぐと中枢性橋脱髄が生じ，重篤な神経学的後遺症をきたすことがある．
- 補正時の横紋筋融解症に注意する．

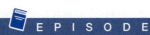

EPISODE

低 Na 血症は多飲水による水中毒と薬剤性 SIADH によるものである．前者は飲水制限，後者は被疑薬の中止で改善することが多い．双極性障害で不安抑うつが強く，多飲水の末，低 Na 血症になり，けいれん発作を起こし，緊急入院になった症例を経験した．幼少時にてんかんの治療歴があり，けいれんの鑑別に時間を要したケースである．一般的に統合失調症に多飲水が多いと思っていたが，双極性障害でも起こりうることを知った．

●抗うつ薬

11 中断症候群

主症状	主症状は表1のとおりである
ハイリスク	💊：SSRI，特にパロキセチン
疫　学	薬剤によって異なる
出現時期	抗うつ薬中止後2〜10日
診察・診断	薬を減量・中止した際に症状が出現すれば診断する．Haddadの診断基準は表2のとおりである
予　防	きわめて緩徐な減薬（最小用量まで漸減した後，25％ずつ2週間ごとに漸減など）
注　意	うつ病の再燃と勘違いされるケースが多い

表1 中断症候群の主症状と薬剤ごとのリスク[9~11]

症状	SSRI	非定型抗うつ薬	三環系抗うつ薬
かぜ様症状	+	+	+
頭痛	+	+	+
無気力	+	+	+
腹部けいれん	+	−	+
腹痛	+	−	+
食欲障害	+	+	+
下痢	+	+	−
嘔気/嘔吐	+	+	+
不眠症	+	+	+
悪夢	+	+	+
運動失調	+	−	+
立ちくらみ	+	−	+
めまい	+	+	+
ぼやけた視界	+	−	−
電気ショック感覚	+	+	−
しびれ	+	−	−
感覚異常	+	+	−
静座不能	+	+	+
ミオクローヌス	−	−	−
パーキンソン症候群	+	−	+
ふるえ	+	−	+
攻撃性/神経過敏	+	−	−
動揺	+	−	+
不安	+	+	+
気分の落ち込み	+	+	+
緊張病	−	−	−
せん妄	−	−	−
妄想	−	−	−
幻覚	−	−	−

抗うつ薬

表2 Haddadの中断症候群の診断基準

A. SSRIを4週間以上投与した後に中止,減量した
B. 投与中止,減量後10日以内に以下の症状のうち2つ以上が出現した
①動揺感または頭部のふらつき ②嘔気,嘔吐 ③頭痛 ④傾眠 ⑤不安焦燥 ⑥刺すような痛み,しびれ,電気ショック様感覚 ⑦振戦 ⑧発汗 ⑨不眠 ⑩易怒性 ⑪めまい ⑫下痢
C. 基準Bの症状のために社会的,職業上またはそのほかの重要な領域において,臨床的に重大な問題,障害が認められる
D. その症状は一般身体疾患によるものではなく,またほかの薬物に起因するものではない
E. その症状はSSRIが投与されていた原疾患の再燃,再発ではない

(Haddad PM:Drug Saf **24**(3):183-197, 2001[12]) より引用して改変)

モニタリング方法

- 症状の聞き取りをする.

正常値

—

対処法

- 薬剤中止前の用量に戻し,状態が安定したら,以前よりもできるだけゆっくり減薬していく.

抗うつ薬の自己中断に注意

　抗うつ薬中断症候群は意識しないと見逃すことが多い．ある日突然，患者がめまいやふらつきを訴えたとき，抗うつ薬，特にSSRIの服薬状況を確認することにしている．結構な確率で2日以上連続で飲み忘れていたことが判明する．対処法は，元の薬を飲み始めるか，このままあと1週間我慢して薬を止めてしまうかである．私の場合，一旦戻してからゆっくり漸減する．この際，中断症候群が出やすい体質であることがわかっているため，相当慎重に減量しなければならない．私の場合，最小投与量まで減量したのち，4週間ごとに1/4ずつ，計16週をかけて離脱する．やめるコツはできるだけ情報提供して，出現した症状は怪しい物であっても中断症状として捉えつつ，次の減量に進むことである．

　心療内科からうつ状態を伴う適応障害でSSRIを処方されていた20代女性がふらつきを訴えたため，神経疾患精査目的に当院に紹介となった．しかし，よくよく話をきくとふらつきを生じた2日前よりSSRIを自己中断していることがわかった．

　どうもSSRIには中断症候群の出やすい薬物と出にくい薬物があるようだ．半減期の短さが中断症候群の出やすさと考えられているが，真偽はまだ定かではない．われわれの予備的な研究では治療していたときの投与量が多いこと，最終投与時の血中薬物濃度が高いほうが中断症候群は出やすいようだ（図）．

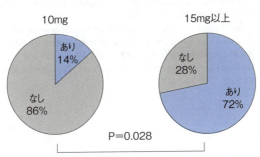

図　エスシタロプラム投与量別にみた抗うつ薬中断症候群（ADS）出現頻度

(Yasui-Furukori N, et al.：Clin Neuropharmacol **39**：125-127, 2016 より引用)

文献

1) 神庭重信 監修，山田和男，黒木俊秀 監訳：カプラン精神科薬物ハンドブック第5版—エビデンスに基づく向精神薬療法. メディカル・サイエンス・インターナショナル，東京，2015
2) 厚生労働省：重篤副作用疾患別対応マニュアル セロトニン症候群. 2010
3) Sato Y, Nakamura K, Yasui-Furukori N：Serotonin syndrome induced by the readministration of escitalopram after a short-term interruption in an elderly woman with depression：a case report. Neuropsychiatr Dis Treat **11**：2505-2507, 2015
4) Fava M, Rankin M：Sexual functioning and SSRIs. J Clin Psychiatry **63** Suppl 5：13-16, 2002
5) Serretti A, Chiesa A：Treatment-emergent sexual dysfunction related to antidepressants：a meta-analysis. J Clin Psychopharmacol. **29**（3）：259-266, 2009
6) Anglin R, Yuan Y, Moayyedi P, et al.：Risk of upper gastrointestinal bleeding with selective serotonin reuptake inhibitors with or without concurrent nonsteroidal anti-inflammatory use：a systematic review and meta-analysis. Am J Gastroenterol **109**（6）：811-819, 2014
7) 失神の診断・治療ガイドライン（2012年改訂版）
8) Greenblatt HK, Greenblatt DJ：Antidepressant-Associated Hyponatremia in the Elderly. J Clin Psychopharmacol **36**（6）：545-549, 2016
9) Warner CH, Bobo W, Warner C, et al.：Antidepressant discontinuation syndrome. Am Fam Physician **74**（3）：449-456, 2006
10) Rosenbaum JF, Fava M, Hoog SL, et al.：Selective serotonin reuptake inhibitor discontinuation syndrome：a randomized clinical trial. Biol Psychiatry **44**（2）：77-87, 1998
11) Fava GA, Gatti A, Belaise C, et al.：Withdrawal Symptoms after Selective Serotonin Reuptake Inhibitor Discontinuation：A Systematic Review. Psychother Psychosom **84**（2）：72-81, 2015
12) Haddad PM：Antidepressant discontinuation syndromes. Drug Saf **24**（3）：183-197, 2001

5章

抗不安薬

●抗不安薬

原則

1. 基本的に安全な薬剤である.

→頻度の高い副作用は鎮静と筋弛緩である.
→安易に使用すると依存症の原因となる.

原則

2. 長期使用の場合,離脱症状に注意する.

→けいれん,不眠,不安,痛みなどの症状がある.

表1 ベンゾジアゼピン系睡眠薬の作用時間

一般名	商品名	作用時間	半減期(時間)
エスタゾラム	ユーロジン®	中間	24
エチゾラム	デパス®	短時間	6
クアゼパム	ドラール®	長時間	・30〜40 ・活性代謝物:107
トリアゾラム	ハルシオン®	超短時間	2.9
ニトラゼパム	ネルボン®/ベンザリン®	中間	21〜27
ニメタゼパム	エリミン®	中間	12〜21
ハロキサゾラム	ソメリン®	長時間	42〜123
フルニトラゼパム	サイレース®/ロヒプノール®	中間	19〜21
フルラゼパム塩酸塩	ベノジール®/ダルメート®	長時間	40〜103
ブロチゾラム	レンドルミン®	短時間	7
リルマザホン塩酸塩	リスミー®	短時間	10
ロルメタゼパム	ロラメット®/エバミール®	短時間	10

表2 非ベンゾジアゼピン系睡眠薬の作用時間

一般名	商品名	作用時間	半減期(時間)
エスゾピクロン	ルネスタ®	超短時間	5
ゾピクロン	アモバン®	超短時間	4
ゾルピデム	マイスリー®	超短時間	1.78〜2.30

非ベンゾジアゼピン系睡眠薬はベンゾジアゼピン系と化学構造は異なるが，ベンゾジアゼピン受容体に作用する

表3 ベンゾジアゼピン系抗不安薬の作用の強弱

一般名	商品名	作用の強弱	半減期(時間)
アルプラゾラム	コンスタン®/ソラナックス®	強	14
エチゾラム	デパス®	強	6
オキサゾラム	セレナール®	弱	55.8
クロキサゾラム	セパゾン®	強	11〜21
クロチアゼパム	リーゼ®	弱	3〜6
クロラゼプ酸	メンドン®	弱	24<
クロルジアゼポキシド	コントール®/バランス®	弱	6.6〜28
ジアゼパム	セルシン®/ホリゾン®	中	20〜70
フルジアゼパム	エリスパン®	強	23
フルタゾラム	コレミナール®	弱	3.5
フルトプラゼパム	レスタス®	中	190
ブロマゼパム	レキソタン®	中	20
メキサゾラム	メレックス®	強	60〜150
メダゼパム	レスミット®	弱	2〜5
ロフラゼプ酸	メイラックス®	中	122
ロラゼパム	ワイパックス®	強	12

● 抗不安薬

1 脱抑制

主症状	奇異反応(てんかん発作,攻撃性,暴力,衝動性,易刺激性,自殺行動)
ハイリスク	💊:アルコールとの併用,高力価のベンゾジアゼピン系薬を高用量で投与
疫 学	娯楽的乱用や,境界性パーソナリティ障害の患者,子ども,高用量の投与計画下の患者で起こりやすい
出現時期	投与直後
診察・診断	脱抑制が生じるほかの疾患を除外する(病的酩酊,器質性疾患など)
予 防	既往を確認する,禁酒をする,不必要な投与をしない
注 意	衝動の制御が必要となる

モニタリング方法

- 症状の聞き取りをする.

正常値

—

対処法

- 薬剤の中止, 抗精神病薬を使用する.

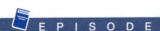

EPISODE

摂食障害で通院している女性にベンゾジアゼピン受容体作動薬を投与したところ, リストカットが止まらなくなった. 患者も薬を飲んでからという自覚があり, 投与を中止したところリストカットは消失した. 自分でもなぜそのようなことをしたかわからないとのことであった. 若年者に多い印象を持っている. SSRI のアクチベーション症候群が有名であるが, ベンゾジアゼピン受容体作動薬でも留意すべきことを痛感させられた.

●抗不安薬

2 依存症

主症状	主症状は表のとおりである
ハイリスク	：短時間作用型の漫然投与
疫　学	個人差はあるが，最短で4週間使用し続けると依存症になりうる
出現時期	離脱症状は，薬物の効果が切れるときに起こる
診察・診断	夕方から始まる不安，イライラは短時間作用型睡眠薬の離脱症状を考える
予　防	長期投与しない(6ヵ月以内に中止する)
注　意	不必要な長期投与をしない

表 離脱症状の種類とその頻度

高頻度	不眠,消化器問題,ふるえ,恐怖,激越,筋けいれん
低頻度	易刺激性,発汗,離人症,現実感喪失,刺激への過感受性,抑うつ,自殺行動,精神病症状,発作,振戦せん妄

モニタリング方法

- 減薬や中止により離脱症状が出現するかを確認する.

正常値

―

対処法

- 短時間作用型睡眠薬の離脱症状では,半減期の長い睡眠薬や非ベンゾジアゼピン系薬にスイッチする.
- 強い離脱症状が出現した場合,薬剤中止前の用量に戻し,状態が安定したら,以前よりもできるだけゆっくり減薬していく.

抗不安薬

EPISODE

近年,ベンゾジアゼピン受容体作動薬の常用量依存が問題になっている.服用中は大きな問題がないのだが,やめる際にさまざまな離脱症状が出現し,中止に持ち込めない.それどころか,減量さえも困難な場合が多い.他剤に置換することすら難しい.短期間なら正しく使用すればベンゾジアゼピン受容体作動薬の使用は問題なく,むしろ推奨すべきであるという人もいるが,きちんと全例で離脱できているのだろうか.使用しないことが1番である.

●抗不安薬

3 離脱性けいれん

主症状	全身性けいれん
ハイリスク	💊：長期間投与，高容量投与，多剤併用
疫 学	抗けいれん作用がある薬剤を中断した場合に起こる
出現時期	抗けいれん作用がある薬剤の中断後，翌日〜1週間以内
診察・診断	てんかん発作と誤診しないように注意する
予 防	長時間作用型の使用や，緩徐な漸減を行う
注 意	通常は単回の発作で終わり，持続的には起こらない．急速離脱にみられるほかの現象として，精神病症状，重篤な錯乱およびせん妄がある

モニタリング方法

- 減薬や中止によりけいれんが出現するのを確認する.

正常値

—

対処法

- 以前よりもゆっくり減量する.

抗不安薬

ADVICE

 抗てんかん薬を急速に中止すると,離脱性けいれんがよく起こる.ベンゾジアゼピン受容体作動薬は抗けいれん作用があるため,理屈のうえでは中止後,離脱性けいれんが起こりうる.しかし,はっきりとした離脱性けいれんを経験したことはない.半減期や併用薬などで状況は大きく異なるのであろうが,中断症候群と同様,緩徐に減量・中止すれば離脱性けいれんを心配することはない.患者自身の判断による突然の中止には要注意である.

「不安」はいらないもの？

　不安は人間の本能であり，生命の危険を感知する警告サインである．適度な不安があってこそ人類が生き延びてきた話は有名であろう．一方，身の安全が保障された近現代社会において不安は無要の長物である．そこで人類はいろいろな手段を用いて不安を取り除こうとしてきたわけである．精神医学的治療に関しては，催眠療法，精神分析などもあったが，歴史的にみれば，1960年代からのベンゾジアゼピン受容体作動薬の出現は人類に劇的変化をもたらしたといえる．特に過量服用に対する安全性や臓器障害の少なさはバルビツール酸系薬物とは比較にならないほど優れたものだった．同薬により誰もが安全かつ簡便に不安を取り除けるようになってしまった．精神科医師だけでなく，内科医や整形外科医などや患者自身もこの安易な方法に飛びついてしまった．多くの患者が同薬の恩恵を受けてきた事実は否定できない．私も多くの患者をこれでうまく治療してきたつもりである．しかし，最近になり，ようやくこの不自然な状態に疑問を持つ精神科医や同薬の副作用に苦しむ患者が声を上げ始めた．不安を克服するという人間的成長の機会を奪い，単にくさいものに蓋をする，あるいは鎮痛薬のような対症療法にしか過ぎない同薬を根治治療と勘違いしていたことへの反省という側面が出現し始めた．ベンゾジアゼピン受容体作動薬に対していわゆる「逆風」が吹き始めた．その背景として，選択的セロトニン再取り込み阻害薬に抗不安作用が確認され薬物選択の幅が広がったこと，認知行動療法の進歩と普及により不安障害の治療に精神療法という選択肢も加わったことがある．

　私は，同薬が登場するはるか以前に本邦で不安に対する治療法として研究・発展を遂げてきた森田療法が今後再ブレークすると予測している．実際に日常臨床で「森田的対応」という言葉を聞くようになってきている．2016年に第112回日本精神神経学会学術総会が東京慈恵会医科大学の主幹で開催された．森田療法のお膝元であるため同療法に関するシンポジウムが多く，この機会を利用し森田療法の勉強をしてみた．入院森田療法は今の時代に合わない部分もある一方，外来森田療法が急速に進歩していることがわかった．基本的には日本人のメンタリティーにはよく合っている気がする．

付録

妊娠中の向精神薬治療

●妊娠中の向精神薬治療

原 則

症状の緩和を図り,母親の精神疾患による子どもへの悪影響を取り除く.

➡ 母親の精神症状の再燃は胎児に悪影響を与えるだけでなく,母親自身を危険にさらすリスクがある.

原 則

リスク―効果評価は重要である.

➡ ①母親の精神科の既往歴,②未治療疾患の母と子における身体・精神的影響の可能性,③特に発達時期(体の形成される時期)の子どもが向精神薬曝露した場合の有害作用,④中断後の疾患再発のリスクなどを考慮する.

原 則

向精神薬の曝露を最小限にする.

➡ 向精神薬の胎盤透過性や母乳移行性を理解すると同時に,薬理学的作用に影響を及ぼす周産期の生理変化も考慮すべきである.代謝,排泄において妊娠後期では CYP2D6,3A4,2C9 活性および UDP transferase 活性は亢進し,向精神薬の血中濃度は低下する[1].

原則
4
特定の治療薬に反応性を示す既往があるならば,新しい薬剤を選択するべきではない.

➡ 薬剤反応性の高い患者では,重篤な副作用が現れる可能性がある.特定の治療薬で反応性を示したことがあれば,ほかの薬剤であっても投与したことのない薬剤は選択するべきではない.

原則
5
妊娠・授乳期には,最小有効量を投与する.

➡ 向精神薬使用の目標は薬理効果を最大にすることであり,子どもへの多剤併用曝露を避け,母親の疾患が子どもへ及ぼす悪影響を最大限取り除くことである.
➡ 臨床医は習慣的に向精神薬の用量を減らしている.見境なく用量を減らすことは疾患の再発率を押し上げる.必要以上に投与することも勧められない.

妊娠

ADVICE

「妊娠したらうち(の医院・病院)では診れません」「薬物をすぐに抜かないと責任はとれません」と妊娠発覚後,患者を見捨てる精神科医が多い.妊娠おめでとうとなぜいえないのか.これは臨床の自信,つまり知識と患者とのコミュニケーション能力のなさからくる不安のせいだろう.まだまだ情報が錯綜しており,結論が出ていない領域であるため,現時点までの情報をすべて患者や家族に伝え,相談しながら診療を進めていくしかない.

●妊娠中の向精神薬治療

1 抗精神病薬

a. 非定型抗精神病薬

原則 1

非定型抗精神病薬により，4〜5％で奇形を認めた．

→薬剤によっても差はない[2]．

原則 2

非定型抗精神病薬の多剤併用は低出生体重，出生後NICU利用増加，poor neonatal adaptation（PNA），先天奇形の頻度が高い[3]．

原則 3

高用量ほど早産，NICU利用が増加する傾向[4]があった．

b. 定型抗精神病薬

原則
1

ハロペリドール服用による新生児生存率，重篤な奇形の発生率において有意な関連はなかった．

原則
2

妊娠中に定型抗精神病薬に曝露した子どもに関する，神経行動的異常の報告では，4歳時点でのIQテストのスコアに有意差はみられなかった．

➡動物実験で，妊娠中に定型抗精神病薬曝露を受けた子どもの学習力と記憶力の持続的な不足が報告された．

原則
3

抗コリン薬は多大な周産期リスクが報告されているため，使用は避けるべきである．

原則
4
> 周産期の定型抗精神病薬の用量は，ごく微量にすべきである．

原則
5
> 非定型抗精神病薬を服用している女性が妊娠した場合，非定型抗精神病薬の継続が，定型抗精神病薬にスイッチするよりも好ましい．

➡非定型抗精神病薬が，新生児中毒あるいは身体奇形のリスク増加に関連する証拠はほとんどない．そのため，定型抗精神病薬よりも，非定型抗精神病薬を投与するほうが好ましい．しかし，非定型抗精神病薬曝露による出生後の長期的な神経行動的研究はまだ行われておらず，妊娠・授乳期において日常的に使用することは推奨されない．

EPISODE

統合失調症患者が妊娠したとき，薬をどうするのかというのは悩ましい臨床的問題である．結論からいうと「変えるな」である．減量や中止をすると精神症状が悪化するリスクが高くなることは精神科医ならだれもが知るところである．妊娠発覚後，主治医が抗精神病薬を減量した結果，幻覚妄想による精神運動興奮状態となり，お腹をたたき始めて，やむを得ず拘束に至ったケースがある．拘束しても興奮して力むため，流産や早産のリスクもあった．

●妊娠中の向精神薬治療

2 情動安定薬

a. リチウム

原則 1

リチウムによりエブスタイン奇形が起こるが,頻度は低い.

➡ Cohen[5]によると一般人口の20〜40倍の頻度(0.05〜0.1%)であるが,McKnight[6]はメタ解析で先天奇形と有意なリスクはないと報告した.

原則 2

妊娠中リチウム曝露を受けた学童の5年間追跡調査では,神経行動的続発症の証拠はみられていない.

原則 3

妊娠中,特に分娩時のリチウム濃度は0.64 mEq/Lを超えないよう,注意深いモニタリングを要する[7].

➡ 高リチウム濃度では出産時および,新生児における合併症の頻度が高いとの報告がある.

原則 4

妊娠 16〜18 週に胎児奇形の出産前評価を行うべきである.

→ リチウム治療中に予期しない妊娠をした場合,リチウムを継続するか中止するかの決定は,疾患の重篤度と経過で判断すべきである.妊娠 9〜11 週での,心臓形成完成後の中止は,不適当と思われる.

原則 5

妊娠後期のリチウム曝露では,羊水過多,早産,胎児や新生児の不整脈,低血糖や腎性尿崩症,甲状腺機能の可逆的変化,floppy infant 症候群などが発生しうる.

→ floppy infant 症候群は低体温,傾眠傾向,呼吸能力低下,授乳困難で特徴づけられる.

原則 6

分娩後しばらくの間,非ステロイド性抗炎症薬は,母親だけでなく新生児にも使用を避けるべきである.

→ 非ステロイド性抗炎症薬は,腎クリアランスを阻害するためリチウム中毒を起こしやすい.また,新生児は母親の血漿濃度より低い濃度でも,リチウム中毒を起こしうる.無気力,嗜眠,吸引反射低下などの中毒症状は,7 日以上続くとの報告がある.

原則 7

授乳期のリチウム曝露による,長期的な神経行動的続発症に関しての報告はない.

b. バルプロ酸

原則 1

バルプロ酸による胎児期曝露は、神経管欠損など先天奇形、頭蓋および顔面奇形、四肢奇形、心血管奇形との関連があるとされている。

➡ 神経管閉鎖前のバルプロ酸曝露は二分脊椎の危険性を1〜2%高める。これは通常の10〜20倍の危険率である。

原則 2

神経管欠損は、1日投与量が1,000 mgを超える場合に生じやすい。

➡ 用量1,000 mg/日を超えないよう、血中濃度では70 μg/Lを超えないようモニタリングすることによって、リスクは軽減される。

原則 3

バルプロ酸曝露を受けた子どものIQスコアの低下、精神発達遅延が報告された[8,9]。

➡ バルプロ酸単一治療の曝露を受けた子どもの20%に発達遅延が明らかで、10%に精神発達遅滞がみられるとの報告がある。

原則

胎児性バルプロ酸症候群は,自閉症やアスペルガー症候群とも関連性があるとされている.

➡中顔面低奇形,扁平鼻橋,上向きで鼻孔の短い鼻,内眼角贅皮,小顎症,平坦な人中,薄い上口唇,分厚い下口唇などの特徴を持つ.神経管欠損,先天性心奇形,口唇裂,口蓋裂,四肢奇形,尿生殖器欠損,腹膜欠損などの先天奇形は,胎児性バルプロ酸症候群の一部として認識されている.

原則

葉酸の補充(4〜5 mg/日)も推奨されている.

➡葉酸の補充は奇形発現率を低下させるだけでなく,児の知能低下や発達の障害を予防する効果がある.

原則

6

乳児の血小板数と血中肝酵素の周期的な測定を行う.

➡バルプロ酸治療には血小板減少症と肝毒性の危険が伴う.

c. カルバマゼピン

原則 1

カルバマゼピン曝露は神経管欠損と関連がある.

→胎児期のカルバマゼピン曝露による神経管欠損危険率は 0.5〜1% であり,バルプロ酸曝露のおよそ半分である.

原則 2

胎児期のカルバマゼピン曝露は神経管欠損,口蓋裂,心血管奇形,尿道奇形の発生率上昇,低出生体重,頭周囲径減少[10]との関連が示唆されている.

→短い鼻,長い人中,内眼角贅皮,両眼隔離,瞼裂外上方傾斜,爪・指の低形成などの,胎児性カルバマゼピン症候群の外見的特徴がみられたという報告もある.顔面奇形との関連性も指摘されているが,1例のみ,てんかんで妊娠中に治療を受けなかった女性の子どもにおける同様の顔面奇形を報告したものがある.

原則 3

葉酸補充により,神経管欠損の発生率が低下する.

d. ラモトリギン

原則

1 周産期において血中濃度の変動が大きく，用量の調整を要する[11]．

ADVICE

双極性障害では躁状態になると性欲が高まり，逸脱行為に走ることもある．このときに偶発的妊娠が起こる可能性が高まる．双極性障害の場合，計画的妊娠と偶発的妊娠に分けて考える．一方，精神科医としては，エピソードのパターンやその後の影響，育児能力や家族，パートナーのサポート環境を総合的に判断する必要がある．私の場合，残念ながら妊娠・出産をあきらめてもらう決断をしなければならないことがあった．

●妊娠中の向精神薬治療

3 抗うつ薬

原則
1

抗うつ薬曝露と奇形発生の関連については明らかになっていない．

➡これまでのメタ解析では，抗うつ薬曝露と奇形発生について一致した見解を得るには至っていない．

原則
2

妊娠中の抗うつ薬曝露による神経発達の遅れを指摘する報告がある[12〜14]．

原則
3

授乳中にSSRI曝露を受けた乳幼児の，長期的な神経行動学的研究はなされていない．

➡妊娠中に三環系抗うつ薬曝露を受けた報告では，有害作用を示すという証拠を得られていない．授乳期においては，授乳中にドキセピンに曝露された乳児における呼吸障害のみであり，大部分の三環系抗うつ薬は授乳中に服用しても安全であるとされている．

●妊娠中の向精神薬治療

4 抗不安薬

原則

1

妊娠中のベンゾジアゼピン系薬曝露は口蓋裂のリスクを高める.

➡ 一方, その絶対的な危険は 0.01％の増加であり, 1 万人中 6〜7 例程度であった. 先天奇形を持つ新生児群と, 先天的欠損を持たない新生児群との間でベンゾジアゼピン曝露率に差がないという報告がある.

原則

2

ベンゾジアゼピン系薬は, 妊娠中突然中止するべきではない.

➡ 離脱症状が出現するリスク, 精神的に不安定になるリスクがある.

原則

3

ベンゾジアゼピン系薬は, 可能ならば分娩直前に漸減すべきである.

原則
4

分娩直前にベンゾジアゼピン系薬を短期間服用した例では，floppy infant 症候群の報告が多い．

➡ ベンゾジアゼピン換算で 30 mg を超える，または半減期の長いオキサゼパムやテマゼパムなどの組み合わせはリスクが高い．

原則
5

新生児が鎮静などの中毒症状を示した場合は，母体投与量にかかわらず，授乳は中止すべきである．

●妊娠中の向精神薬治療

5 薬剤危険度評価

　医療現場において個々の医薬品の催奇形性評価を行うことは，事実上困難である．こうした際に参考になるのが妊娠と薬に関する公的リスクカテゴリーである．本邦では虎ノ門病院の「妊娠と薬相談外来」から独自の薬剤危険度評価基準を作成している（p.149）．

　海外の公的リスクカテゴリーとして米国FDAのPregnancy Category（以下，FDA-PC）（p.147）とオーストラリア医薬品評価委員会の分類基準（以下ADEC-PC）（p.148）が知られている．両カテゴリーでは，Category A，Bが存在し本邦の医療用医薬品添付文書記載要領とは大きく異なっている（p.150～159）．次に，FDA-PCとADEC-PCを利用する際の注意点として，FDA-PCの「C」は「動物実験で催奇形性が認められるがヒトでは明らかでない場合，または動物，ヒトともに情報がない場合」と定義されている．これに対してADEC-PCの「C」は「催奇形性はないが，その薬理効果によって，胎児や新生児に有害作用を引き起こすもの」と定義されている．なお，現在FDA-PCではA，B，C，D，Xの評価を行わず，各薬物のリスクに関するエビデンスを文書で記載しているのみである．そのため本書では，利便性の高い前のFDA-PCを引用することにした．

　さらに，添付文書による禁忌などを記載した（p.146）．ただし，添付文書による禁忌に根拠のある場合はきわめて少ない．

①添付文書

禁忌	投与しないこと
△	投与しないことが望ましい
◇	治療上の有益性が危険性を上回ると判断される場合にのみ投与すること

②米国 FDA の Pregnancy Category

A	ヒトの妊娠初期3ヵ月間の対照試験で,胎児への危険性は証明されず,またその後の妊娠期間でも危険であるという証拠もないもの.
B	動物生殖試験では胎仔への危険性は否定されているが,ヒト妊婦での対照試験は実施されていないもの.あるいは,動物生殖試験で有害な作用(または出生数の低下)が証明されているが,ヒトでの妊娠期3ヵ月の対照試験では実証されていない,またその後の妊娠期間でも危険であるという証拠はないもの.
C	動物生殖試験では胎仔に催奇形性,胎仔毒性,その他の有害作用があることが証明されており,ヒトでの対照試験が実施されていないもの.あるいは,ヒト,動物ともに試験は実施されていないもの.ここに分類される薬剤は,潜在的な利益が胎児への潜在的危険性よりも大きい場合にのみ使用すること.
D	ヒトの胎児に明らかに危険であるという証拠があるが,危険であっても,妊婦への使用による利益が容認されることもありえる(たとえば,生命が危険にさらされているとき,または重篤な疾病で安全な薬剤が使用できないとき,あるいは効果がないとき,その薬剤をどうしても使用する必要がある場合).
X	動物またはヒトでの試験で胎児異常が証明されている場合,あるいはヒトでの使用経験上胎児への危険性の証拠がある場合,またはその両方の場合で,この薬剤を妊婦に使用することは,他のどんな利益よりも明らかに危険性の方が大きいもの.ここに分類される薬剤は,妊婦または妊娠する可能性のある婦人には禁忌である.

(大下隆司:精神疾患.薬事 53:1131, 2011[15])

現在の FDA では,A~D,X という評価をせず,各薬剤のリスクを文章で記載している.本書では,有用性の高い以前の評価方法を採用している.

③ADEC の分類基準

A	多数の妊婦および妊娠可能年齢の女性に使用されてきた薬だが，それによって奇形の頻度や胎児に対する直接・間接の有害作用の頻度が増大するといういかなる証拠も観察されていない．
B1	妊婦および妊娠可能年齢の女性への使用経験はまだ限られているが，この薬による奇形やヒト胎児への直接・間接的有害作用の発生頻度増加は観察されていない．動物を用いた研究では，胎仔への障害の発生が増加したという証拠は示されていない．
B2	妊婦および妊娠可能年齢の女性への使用経験はまだ限られているが，この薬による奇形やヒト胎児への直接・間接的有害作用の発生頻度増加は観察されていない．動物を用いた研究は不十分または欠如しているが，入手しうるデータでは，胎仔への障害の発生が増加したという証拠は示されていない．
B3	妊婦および妊娠可能年齢の女性への使用経験はまだ限られているが，この薬による奇形やヒト胎児への直接・間接的有害作用の発生頻度増加は観察されていない．動物を用いた研究では，胎児への障害の発生が増えるという証拠が得られている．しかし，このことがヒトに関してどのような意義を持つかは不明である．
C	催奇形性はないが，その薬理効果によって，胎児や新生児に有害作用を引き起こす薬，または，その疑いのある薬．これらの効果は可逆的なこともある．詳細は付記した本文を参照のこと．
D	ヒト胎児の奇形や不可逆的な障害の発生頻度を増す，または，増すと疑われる，またはその原因と推測される薬．これらの薬にはまた，有害な薬理作用があるかもしれない．詳細は付記した本文を参照のこと．
X	胎児に永久的な障害を引き起こすリスクの高い薬であり，妊娠中あるいは妊娠の可能性がある場合は使用すべきでない．

（オーストラリア保健省薬品・医薬品行政局 ［https://www.tga.gov.au/prescribing-medicines-pregnancy-database#searchname］[16] より引用して改変 ［2017 年 11 月 1 日参照］）

④虎ノ門病院の薬剤危険度情報評価基準

0	・疫学調査で催奇形性との関連は認められていない，およびヒトの催奇形を示唆する症例報告はない．および動物生殖試験は行なわれていないか，または催奇形性は認められていない． ・または食品としても使用されているもの，準ずるもの．
1	・疫学調査は行われていない，およびヒトでの催奇形を示唆する症例報告はない．および動物生殖試験で催奇形性は認められていないか行われていない． ・疫学調査で催奇形性との関連は認められていない．およびヒトでの催奇形を示唆する症例報告はない．しかし，動物生殖試験で催奇形性の報告がある． ・または局所に使用するものおよび漢方薬．
2	・疫学調査は行われていない，およびヒトでの催奇形性を示唆する症例報告はない．しかし動物生殖試験で催奇形の報告がある． ・十分な疫学調査はないがヒト症例シリーズ研究，あるいは複数の症例報告で催奇形との関連はみられていない．しかし，動物生殖試験で催奇形の報告がある．
3	・疫学調査で催奇形性との関連を示唆する報告と否定する報告がある．またはヒト生殖に伴う奇形全般のベースラインリスク（2～3%）については増加しないが，個別の奇形に関してリスクの増加が示唆されている（肯定も否定もある，または確定でない）． ・疫学調査は行われていないが，ヒトで奇形児出産の症例報告がある，または奇形児出産の症例報告と健常児出産の症例報告があり評価が一定していない．
4	・疫学調査でヒト生殖に伴う奇形全般のベースラインリスク（2～3%）が軽度増加するが大幅な増加ではない． ・疫学調査でヒト生殖に伴う奇形全般のベースラインリスクは増加しない，かつ特定の奇形に関してリスクの増加が認められている． ・催奇形症例報告，あるいは生殖試験・基礎研究の結果，ヒトにも催奇形性があると強く疑われている．
5	・疫学調査で催奇形性があると確定的に考えられている． ・または催奇形症例報告，あるいは生殖試験・基礎研究の結果，ヒトにも催奇形性があると確定的に考えられている．

(林 昌洋，佐藤孝道，北川浩明 編：実践 妊娠と薬 第2版．じほう，東京，p36，2010[17])

a. 抗精神病薬

英名	一般名	商品名
Aripiprazole	アリピプラゾール	エビリファイ®
Olanzapine	オランザピン	ジプレキサ®
Quetiapine	クエチアピン	セロクエル®
Clozapine	クロザピン	クロザリル®
Chlorpromazine	クロルプロマジン	コントミン® 他
Sulpiride	スルピリド	ドグマチール®
Haloperidol	ハロペリドール	セレネース®
Fluphenazine	フルフェナジン	フルメジン®
Blonanserin	ブロナンセリン	ロナセン®
Bromperidol	ブロムペリドール	インプロメン®
Perphenazine	ペルフェナジン	ピーゼットシー®
Perospirone	ペロスピロン	ルーラン®
Risperidone	リスペリドン	リスパダール®
Levomepromazine	レボメプロマジン	レボトミン® 他

a. 抗精神病薬

ハロペリドールやブロムペリドールの妊婦への投与は禁忌となっている．その根拠は 1960 年代に報告された症例報告である．多剤が併用されており，ハロペリドールだけが原因と結論できない．その後，ハロペリドールが妊娠悪阻に使用された研究では，非使用例と奇形発現率に差がなかった．曖

①添付文書	②FDA	③ADEC	④虎ノ門
◇	C	C	1〜2
◇	C	C	1
◇	C	C	1
◇	B	C	—
△	—	C	2
◇	—	—	1
禁忌	C	C	2
△	—	C	2
◇	—	—	—
禁忌	—	—	2
△	C	C	2
◇	—	—	1〜2
◇	C	C	1
△	C	—	2

妊娠

昧な症例報告と100例以上の観察研究とで結果が異なる場合，どちらが科学的に正しいといえるかは明らかである．しかし，禁忌は外れる気配が一向にない．

現時点で抗精神病薬に催奇性が強いとするヒトでのデータは皆無である．目の前の患者に対してはデータの蓄積のあるやや古めの第2世代抗精神病薬を使用するのが無難であろう．

b. 情動安定薬・抗てんかん薬

英名	一般名	商品名
Gabapentin	ガバペンチン	ガバペン®
Carbamazepine	カルバマゼピン	テグレトール®
Clonazepam	クロナゼパム	リボトリール® ランドセン®
Clobazam	クロバザム	マイスタン®
Zonisamide	ゾニサミド	エクセグラン®
Lithium carbonate	炭酸リチウム	リーマス®
Topiramate	トピラマート	トピナ®
Trimethadione	トリメタジオン	ミノアレ®
Sodium valproate	バルプロ酸ナトリウム	デパケン®R
Phenytoin	フェニトイン	ヒダントール® アレビアチン®
Phenobarbital	フェノバルビタール	フェノバール®
Primidone	プリミドン	プリミドン®
Lamotrigine	ラモトリギン	ラミクタール®

b. 情動安定薬・抗てんかん薬

　情動安定薬はリチウムと抗てんかん薬である．抗てんかん薬は，てんかん患者のデータは豊富であるが，双極性障害患者のデータはきわめて少ない．リチウムの妊婦への投与は添付文書上は禁忌となっている．エブスタイン奇形が出現するという報告で禁忌になっているが，最近の疫学研究ではリスク比は上昇するが，きわめて低い頻度であることがわかった．また，リチウム服用で流産や早産の比率が高くなることも報告されている．しかし，禁忌にするほど他剤より問題があるとは思えない．情動安定薬のなかでは総合的にみてリチウムがもっとも優れた薬剤であるのは間違いないため，不合理な理由でリチウムによる治療を受ける機会を奪わないでも

①添付文書	②FDA	③ADEC	④虎ノ門
◇	C	B3	—
◇	D	D	4
◇	D	B3	3
◇	—	C	3
◇	—	D	3〜4
禁忌	D	D	3
◇	D	D	—
禁忌	D	—	5
原則禁忌(◇)	D	D	5
◇	D	D	5
◇	D	D	4
◇	D	D	4
◇	C	D	—

妊娠

らいたい．

　抗てんかん薬における妊娠・出産のデータは豊富といえる．私の上司はこの分野で世界的権威と評され，各出版社から依頼原稿が来るため，その一部がこちらに回ってくることが多かった．自然と学ぶ機会が多くなり，ほかの精神科医よりは知識があったと自負している．しかし，その当時は子どもに与える影響は不明ということであったが，最近は医学が進歩し，子どもに与える影響が明らかになってきた．結論からいうとバルプロ酸は催奇性が高いだけでなく，子どものIQ低下と，自閉性スペクトラム障害のリスクがあることが明らかになってきた．

c. 抗うつ薬

英名	一般名	商品名
Amitriptyline	アミトリプチリン	トリプタノール®
Amoxapine	アモキサピン	アモキサン®
Imipramine	イミプラミン	トフラニール®
Escitalopram	エスシタロプラム	レクサプロ®
Clomipramine	クロミプラミン	アナフラニール®
Sertraline	セルトラリン	ジェイゾロフト®
Trazodone	トラゾドン	レスリン®/デジレル®
Paroxetine	パロキセチン	パキシル
Fluvoxamine	フルボキサミン	ルボックス®/デプロメール®
Maprotiline	マプロチリン	ルジオミール®
Mianserin	ミアンセリン	テトラミド®
Mirtazapine	ミルタザピン	リフレックス®/レメロン®
Milnacipran	ミルナシプラン	トレドミン®

c. 抗うつ薬

抗うつ薬のデータはここ数年の間に海外から出されるようになった.しかし,結論を得られるようなものではなかった.催奇性に関しては,あるかもしれないし,ないかもしれないという程度である.出生時にはSSRIを服用すると肺高血圧症のリスクがやや高まる.ただし,最近はっきりしたことは,

①添付文書	②FDA	③ADEC	④虎ノ門
◇	C	C	1〜2
◇	C	—	2
△	D	C	2
◇	C	C	—
△	D	C	2
◇	C	C	2
◇	C	—	2
◇	D	D	3
△	C	C	1
△	B	—	1
◇	—	B2	—
◇	C	B3	—
◇	C	B3	1

妊娠期に抗うつ薬を使用した群と抗うつ薬を使用しなかった群では，うつ病罹患者における子ども出生後の精神障害率は差がなく，ともに健常者より高くなっているということだ．つまり，薬よりうつ状態が児に悪影響を与えているということが読み取れる．妊産婦のメンタルヘルスの重要性を再認識させられる論文であった．

d. 抗不安薬

英名	一般名	商品名
Alprazolam	アルプラゾラム	コンスタン®/ソラナックス®
Etizolam	エチゾラム	デパス®
Cloxazolam	クロキサゾラム	セパゾン®
Clotiazepam	クロチアゼパム	リーゼ®
Clonazepam	(クロナゼパム)	(リボトリール®)
Chlordiazepoxide	クロルジアゼポキシド	バランス®/コントール®
Diazepam	ジアゼパム	セルシン®/ホリゾン®
Tandospirone	タンドスピロン	セディール®
Tofisopam	トフィソパム	グランダキシン®
Bromazepam	ブロマゼパム	レキソタン®
Ethyl loflazepate	ロフラゼプ酸エチル	メイラックス®
Lorazepam	ロラゼパム	ワイパックス®

d. 抗不安薬

基本的にタンドスピロンを除いて抗不安薬の薬理学作用は同じである．どの薬物がより安全ということはない．認知行動療法で抗不安薬の離脱を試みたが，最終的にうまくいかなかった社交性不安障害の女性が妊娠・出産したとき，口蓋裂と自閉性スペクトラム障害の子どもが生まれた．因果は不明であるが，抗不安薬の影響が出たのかもしれないと後悔した

①添付文書	②FDA	③ADEC	④虎ノ門
◇	D	C	3
◇	—	—	3
◇	—	—	3
◇	—	—	3
◇	D	B3	3
◇	D	C	3
◇	D	C	3
◇	—	—	—
◇	—	—	1
◇	—	C	3
◇	—	—	3
◇	D	C	3

症例であった．事前に口蓋裂の危険性を説明し，何とか離脱できるように時間とエネルギーを注いだが，本人がついてこれず，「治療が辛いので抗不安薬を飲みます，口蓋裂が出ても手術で治るんですよね」と言わせてしまった．抗不安薬の治療効果を上回る精神療法のスキルを持つことの必要性を痛感した．

e. 睡眠・鎮静薬

英名	一般名	商品名
Estazolam	エスタゾラム	ユーロジン®
Quazepam	クアゼパム	ドラール®
Suvorexant	スボレキサント	ベルソムラ®
Zopiclone	ゾピクロン	アモバン®
Zolpidem	ゾルピデム	マイスリー®
Triazolam	トリアゾラム	ハルシオン®
Nitrazepam	ニトラゼパム	ネルボン/ベンザリン®
Hydroxyzine	ヒドロキシジン	アタラックス®
Flunitrazepam	フルニトラゼパム	サイレース/ロヒプノール®
Brotizolam	ブロチゾラム	レンドルミン®
Ramelteon	ラメルテオン	ロゼレム®

e. 睡眠・鎮静薬

睡眠薬ではサリドマイド胎芽症事件が有名である．サリドマイドは非バルビツール酸系の化合物で，催眠作用を持つ．現在は睡眠薬として使用されることはない．FDAではエスタゾラム，クアゼパム，トリアゾラムで警告を出しているが，本邦では禁忌になっていない．私の場合，妊婦に対してベン

①添付文書	②FDA	③ADEC	④虎ノ門
◇	X	—	3
◇	X	—	3
◇	—	—	—
◇	C	C	1
◇	C	B3	1
◇	X	C	3
◇	—	C	3
禁忌	C	A	2
△	—	C	3
△	—	—	3
◇	C	—	—

妊娠

ゾジアゼピン系睡眠薬は催奇性の問題を持ち合わせているためできるだけ使用を避け，代わりに抑肝散を使用するようにしている．安全性が確立されているわけではないが，患者の受け入れはよいようだ．また，今後ラメルテオンやスボレキサントなどの異なる作用機序の睡眠薬のデータが蓄積され，安全性が評価されることに期待したい．

文献

1) Deligiannidis KM, Byatt N, Freeman MP：Pharmacotherapy for mood disorders in pregnancy：a review of pharmacokinetic changes and clinical recommendations for therapeutic drug monitoring. J Clin Psychopharmacol **34**：244-255, 2014
2) McKenna K, Koren G, Tetelbaum M, et al.：Pregnancy outcome of women using atypical antipsychotic drugs：a prospective comparative study. J Clin Psychiatry **66**：444-449, 2005
3) Sadowski A, Todorow M, Yazdani Brojeni P, et al.：Pregnancy outcomes following maternal exposure to second-generation antipsychotics given with other psychotropic drugs：a cohort study. BMJ Open **3**：e003062, 2013
4) Kulkarni J, Worsley R, Gilbert H, et al.：A prospective cohort study of antipsychotic medications in pregnancy：the first 147 pregnancies and 100 one year old babies. PLoS One **9**：e94788, 2014
5) Cohen LS, Friedman JM, Jefferson JW, et al.：A reevaluation of risk of in utero exposure to lithium. JAMA **271**：146-150, 1994
6) McKnight RF, Adida M, Budge K, et al.：Lithium toxicity profile：a systematic review and meta-analysis. Lancet **379**：721-728, 2012
7) Kieviet N, Dolman KM, Honig A：The use of psychotropic medication during pregnancy：how about the newborn? Neuropsychiatr Dis Treat **9**：1257-1266, 2013
8) Meador KJ, Baker G, Cohen MJ, et al.：Cognitive/behavioral teratogenetic effects of antiepileptic drugs. Epilepsy Behav **11**：292-302, 2007
 doi：10.1136/jnnp-2012-304270. Epub 2013 Jan 31.
9) Bromley RL, Mawer GE, Briggs M, et al.：The prevalence of neurodevelopmental disorders in children prenatally exposed to antiepileptic drugs. J Neurol Neurosurg Psychiatry **84**：637-643, 2013
10) Diav-Citrin O, Shechtman S, Arnon J, et al.：Is carbamazepine teratogenic? A prospective controlled study of 210 pregnancies. Neurology **57**：321-324, 2001
11) Clark CT, Klein AM, Perel JM, et al.：Lamotrigine dosing for pregnant patients with bipolar disorder. Am J Psychiatry **170**：1240-1247, 2013
12) Galbally M, Lewis AJ, Buist A：Developmental outcomes of children exposed to antidepressants in pregnancy. Aust N Z J Psychiatry **45**：393-399, 2011
13) Casper RC, Fleisher BE, Lee-Ancajas JC, et al.：Follow-up of children of depressed mothers exposed or not exposed to antidepressant drugs during pregnancy. J Pediatr **142**：402-408, 2003
14) Casper RC, Gilles AA, Fleisher BE, et al.：Length of prenatal exposure to selective serotonin reuptake inhibitor（SSRI）antidepressants：effects on neonatal adaptation and psychomotor development. Psy-

chopharmacology (Berl) **217**：211-219, 2011
15) 大下隆司：精神疾患．薬事 **53**：1131，2011
16) オーストラリア保健省薬品・医薬品行政局 (https://www.tga.gov.au/prescribing-medicines-pregnancy-database#searchname)
17) 林　昌洋，佐藤孝道，北川浩明　編：実践　妊娠と薬　第2版．じほう，東京，2010

索 引

欧文

● A
α_1阻害作用 ················ 58
ALT ···················· 49, 73
AST ···················· 49, 73

● B
β遮断薬 ····················· 26
Bazett 法 ···················· 53
BMI ···················· 41, 77

● C
Child-Pugh 分類 ············ 15
CK ························· 34
CRP ························ 51

● D
D-ダイマー ·················· 55

● E
eGFR ······················· 18

● F
FDP ························ 55
floppy infant 症候群
 ························ 138, 144
Fridericia 法 ················ 53
FT_3 ························· 71
FT_4 ························· 71

● G
γ-GTP ······················ 49

● H
HbA1c ······················ 43

HDL-C ····················· 49

● L
LDL-C ····················· 49
Levenson ··················· 33
LUNSERS ·················· 25

● N
NaSSA ···················· 110
NSAIDs ··················· 106

● P
poor neonatal adaptation
 ···························· 134
Pope ······················· 33

● Q
QTc 間隔 ···················· 53

● R
Radomski ················· 101

● S
SIADH ····················· 60
SNRI ······················· 96
SSRI ·········· 94, 96, 106, 116
Sternbach ················· 101

● T
T-cho ······················ 49
TG ························· 49
torsade de pointes ········· 52
TSH ························ 71

和文

●あ
悪性症候群 ······················ 54
アスペルガー症候群 ········ 140
アセナピン ······················ 22
アドヒアランス ············ 13, 56
アリピプラゾール
················· 19, 22, 37, 39
アルコール ···················· 124

●い
意識障害 ························ 32
イミプラミン ·················· 17
インスリン抵抗性 ············ 40
陰性症状 ························ 24

●え
エブスタイン奇形 ············ 137
嚥下障害 ························ 30

●お
オキサゼパム ·················· 17
オランザピン ·················· 22

●か
カルバマゼピン
················· 72, 78, 80, 108
眼球上転 ························ 28
肝腎症候群 ······················ 15
眼前暗黒感 ······················ 52
顔面奇形 ······················ 139

●き
奇異反応 ······················ 124
狭心症 ·························· 48
胸部X線検査 ·················· 51
橋融解 ·························· 61
筋強剛 ················ 24, 32, 100

●く
クエチアピン ·············· 19, 22
クロザピン ·················· 16, 22
クロルプロマジン ·· 16, 19, 22

●け
経口ブドウ糖負荷試験 ······ 43
けいれん ···················· 60, 63
血清Na濃度 ············· 60, 114
血清浸透圧 ······················ 61
血中クレアチニン値 ········· 75
下痢 ···························· 100
腱反射亢進 ···················· 100

●こ
口蓋裂 ···················· 141, 144
口渇 ····························· 42
抗凝固薬 ······················ 106
抗血小板療法 ·················· 55
抗血栓療法 ······················ 55
高血糖高浸透圧症候群 ······ 42
構語障害 ························ 30
抗コリン薬 ······················ 29
甲状腺機能の可逆的変化
································ 138

高熱 …… 32
抗パーキンソン薬
　…… 24, 26, 28, 30, 32
抗ヒスタミン薬 …… 26
高プロラクチン血症 …… 11, 39
高齢者 …… 13, 52, 54

●さ

三環系抗うつ薬
　…… 58, 98, 108, 110, 112

●し

自殺関連事象 …… 11
四肢奇形 …… 139
舌の突出 …… 28
シタロプラム …… 17, 19
失神 …… 52
自閉症 …… 140
斜頸 …… 28
射精障害 …… 38
静脈エコー …… 55
食欲増加 …… 40
女性 …… 36, 52
徐脈 …… 52
自律神経症状 …… 32
心筋梗塞 …… 48
神経管欠損 …… 139, 141
心血管奇形 …… 139, 141
新生児の不整脈 …… 138
腎性尿崩症 …… 138
振戦 …… 24, 100

身体拘束 …… 54
腎不全 …… 19

●す

錐体外路症状 …… 11
頭蓋 …… 139
スティーブンス・ジョンソン症候群 …… 79
スルピリド …… 16, 17, 19

●せ

静座不能 …… 26
精神病性昏迷 …… 54
性欲低下 …… 38
セルトラリン …… 19
セロトニン作動薬 …… 104
せん妄 …… 98

●そ

早産胎児 …… 138
ゾピクロン …… 17, 19

●た

第1世代抗精神病薬
　…… 24, 26, 32
第2世代抗精神病薬 …… 24, 32
体温 …… 51
体重減少 …… 42
体重増加 …… 11
多飲 …… 42
脱抑制 …… 124
多尿 …… 42
弾性ストッキング …… 54, 59

●ち
遅発性 ·················· 28
中毒性表皮壊死症 ············ 79

●て
低K血症 ·················· 52
低アルブミン血症 ············ 15
低血糖 ·················· 138
低血糖症 ················· 42
低出生体重 ················ 141
低力価薬 ················· 58
テマゼパム ················ 17

●と
動作緩慢 ················· 24
頭周囲径減少 ··············· 141
糖尿病性ケトアシドーシス
·················· 42
ドパミン ················· 36
トラゾドン ··············· 110
トルサデポアン ············· 52

●に
尿浸透圧 ··············· 61, 75
尿道奇形 ················ 141
妊娠 ···················· 54
妊娠16〜18週 ············· 138

●の
脳梗塞 ·················· 48

●は
バソプレシン ·············· 114
発汗 ··················· 32, 100

白血球減少症 ·············· 63
発熱 ··················· 100
パリペリドン ········ 16, 19, 22
バルプロ酸 ······· 16, 72, 78, 80
パロキセチン ············ 17, 116
ハロペリドール ······ 17, 19, 22

●ひ
非ステロイド系解熱鎮痛薬
·················· 94
皮膚の紅潮 ··············· 100
ビペリデン ················ 29
肥満 ··················· 54
ピモジド ················· 22
頻脈 ··················· 100

●ふ
フェノチアジン系薬剤 ···· 108
フルフェナジン ············· 22
フルボキサミン ············· 19
ブロナンセリン ············· 22

●へ
閉塞性動脈硬化症 ············ 48
ペロスピロン ··············· 22
ベンゾジアゼピン ········ 11, 26

●ほ
勃起障害 ················· 38

●ま
末梢血白血球数 ············· 51

●み
ミオクローヌス ············· 100

ミルタザピン … 19	予備能 … 15
ミルナシプラン … 16	四環系抗うつ薬 … 110
●め	●ら
メタボリックシンドローム … 40	ラモトリギン … 78
メチルフェニデート … 12	●り
	リスペリドン … 19, 22, 58
●や	リチウム … 16, 17, 70, 74, 80, 82
薬原性錐体外路症状評価尺度（DIEPSS） … 25, 26, 29, 31	流涎 … 24, 63
薬剤性 QT 延長症候群 … 108	●れ
薬物相互作用 … 13	レボメプロマジン … 19, 22
●よ	●ろ
葉酸 … 140, 141	ロラゼパム … 17, 19
羊水過多 … 138	
抑うつ症状 … 24	

【著者略歴】

古郡 規雄 (ふるこおり のりお)

- 1968 年　2 月 14 日生
- 1993 年　弘前大学医学部卒業
- 1997 年　弘前大学医学部医学研究科修了　医学博士の学位授与
- 1998 年　日本臨床精神神経薬理学会　第 1 回海外研修生として
スウェーデン　カロリンスカ研究所　臨床薬理学教室に留学
- 2001 年　弘前大学医学部臨床薬理学教室講師
- 2005 年　弘前大学医学部神経精神医学講座講師
- 2007 年　弘前大学医学部附属病院神経科精神科講師
- 2009 年　弘前大学大学院医学研究科神経精神医学講座准教授
- 2010 年　弘前大学医学部附属病院診療教授（併任）
- 2016 年　熊本大学薬学部臨床教授（併任）

【資格】
精神保健指定医，日本臨床精神神経薬理学会　指導医・専門医，日本臨床薬理学会　指導医・専門医，日本精神神経学会　精神科指導医・専門医，日本総合病院精神医学会　特定指導医

【学会活動】
日本臨床精神神経薬理学会（理事），日本臨床薬理学会（評議員），日本統合失調症学会（評議員），日本精神科診断学会（評議員），日本精神保健・予防学会（評議員），日本うつ病学会（評議員），日本薬物動態学会，日本生物学的精神医学会，日本学校メンタルヘルス学会，日本認知療法学会，日本サイコセラピー学会，日本てんかん学会，日本老年精神医学会
日本総合病院精神医学会，日本精神神経学会

©2018　　　　　　　　　　　　　　　　　第 1 版発行　2018 年 7 月 6 日

精神科　身体モニタリング塾

（定価はカバーに表示してあります）

検印省略	著者	古郡　規雄
	発行者	林　峰子
	発行所	株式会社 新興医学出版社

〒113-0033　東京都文京区本郷6丁目26番8号
電話　03（3816）2853　　FAX　03（3816）2895

印刷　三報社印刷株式会社　　ISBN978-4-88002-407-3　　郵便振替　00120-8-191625

- ・本書の複製権・翻訳権・上映権・譲渡権・公衆送信権（送信可能化権を含む）は株式会社新興医学出版社が保有します。
- ・本書を無断で複製する行為（コピー，スキャン，デジタルデータ化など）は，著作権法上での限られた例外（「私的使用のための複製」など）を除き禁じられています。研究活動，診療を含み業務上使用する目的で上記の行為を行うことは大学，病院，企業などにおける内部的な利用であっても，私的使用には該当せず，違法です。また，私的使用のためであっても，代行業者等の第三者に依頼して上記の行為を行うことは違法となります。
- ・JCOPY〈出版者著作権管理機構　委託出版物〉
本書の無断複製は著作権法上での例外を除き禁じられています。複製される場合は，そのつど事前に，出版者著作権管理機構（電話 03-3513-6969，FAX03-3513-6979，e-mail：info@jcopy.or.jp）の許諾を得てください。